의사가
체험으로 말하는
요료법

Urine Therapy

의사가 체험으로 말하는 요료법

| 김정희 편저 |

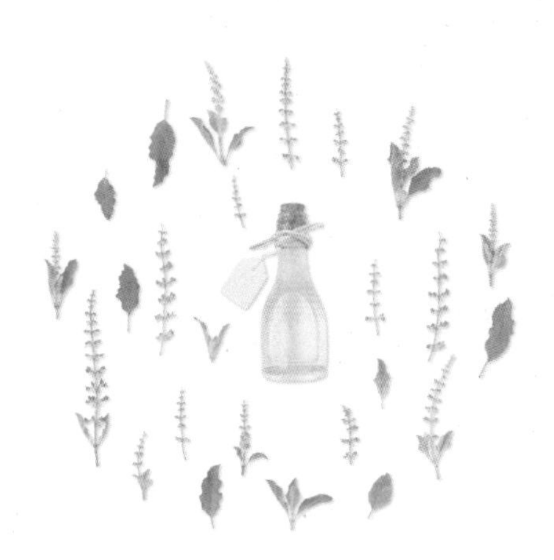

산수야

의사가 체험으로 말하는 요료법

개정 1쇄 인쇄 2019년 4월 15일
개정 1쇄 발행 2019년 4월 20일

편 저 김정희
발행인 권윤삼
발행처 산수야

등록번호 제1-1515호
주소 서울시 마포구 월드컵로 165-4
전화 02-332-9655
팩스 02-335-0674

값은 뒤표지에 있습니다. 잘못된 책은 바꾸어 드립니다.
ISBN 978-89-8097-452-8 03510

이 도서의 국립중앙도서관 출판시도서목록(CIP)은
서지정보유통지원시스템 홈페이지(http://seoji.nl.go.kr)와
국가자료공동목록시스템(http://www.nl.go.kr/kolisnet)에서 이용하실 수 있습니다.
(CIP 제어번호 : CIP2019005863)

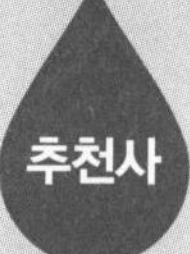

추천사

김정희 한국MCL연구회 회장은 돈과 약이 필요 없는 국민건강법인 '요료법'을 꾸준히 실천하면서 30년째 보급하고 있습니다. 우리나라에 요료법을 처음 소개할 때만 해도 더럽다는 인식이 팽배했기 때문에 오줌으로 병을 고친다고 말하면 인정하는 사람이 없을 때였습니다. 하지만 일본 의사협회 이사인 나까오 료이치 박사의 요료법 책을 번역해서 요료법 보급에 앞장섰습니다.

최근 한국의 노인 인구가 늘면서 의료비 지출이 급속히 증가했습니다. 노인은 면역력이 떨어지고 영양흡수도 약해지면서 질병에 노출되기 쉽습니다. 매년 1조원 이상 의료비 적자가 누적되는 상황에서 돈이 들지 않는 요료법 보급은 의미가 매우 크다고 할 수 있습니다. 오줌은 내 몸에서 만들어지는 부작용 없는 자가면역백신입니다. 특히 수퍼박테리아나 각종 바이러스 질병, 면역성 질환, 순환기 질환 등 증가하는 난치병에 오줌을 이용하는 것은 현명한 자가치료법입니다.

미생물을 연구하는 교수로 재직하던 1998년 3월초 20여 년간 옥살이를 한 어떤 분의 체험담을 듣고 오줌건강법에 관심을 갖게 되었습니다. 다양한 연구문헌과 경험을 통해 오줌이 건강을 지켜주는 생명수라는 것을 알게 되었지요. 사람은 뱃속에서 양수를 마시고 자라며, 태어나서는 모유를 먹고, 성인이 되면 오줌을 마시면서 건강하게 살도록 생명 프로그램이 짜여져 있다고 봅니다.

오줌을 더럽다고 말하는 것은 비과학적인 말입니다. 오줌 성분표에도 더러운 것은 없습니다. 이런 편견은 교과서에 아무런 근거 없이 노폐물, 똥오줌, 하수구 등의 개념으로 설명하기 때문입니다. 기존 제도를 바꾸기는 쉽지 않지만 국민 한 사람 한 사람이 요료법을 이해하고 자기 스스로 실천하는 문제는 비교적 간단합니다. 이번에 출판되는 책은 전문의료인들이 현장에서 경험하고 연구한 임상기록이기 때문에 신뢰성이 높습니다. 많은 국민들에게 읽혀지고 보급되기를 간절히 바랍니다.

강국희
성균관대학교 생명공학부 명예교수
한국요료협회 회장

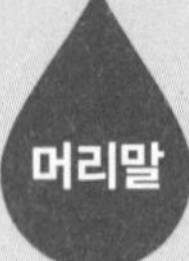

여러분은 오줌을 마시고 병을 치료했다는 말을 들어보셨습니까?

1989년, 제가 『불광』 잡지를 통해 요료법-자기 오줌을 마셔서 병을 치료하는 요법-을 처음 소개했을 때 독자들의 반응은 매우 부정적이었습니다. 오줌이 배설물이라는 관념이 지배적이었기 때문이었지요. 그러나 30여 년이 지난 지금은 요료법의 효능이 많이 알려졌을 뿐 아니라 전 세계 곳곳에서 요료법을 실행하는 사람들이 증가하고 있습니다.

저는 요료법으로 놀라운 효과를 경험하고 건강을 되찾은 사람들을 많이 알고 있습니다. 하지만 대부분은 자신이 요료법을 한다는 사실을 비밀에 붙이고 있습니다. 공연히 불결한 인상을 줄까 봐 두려운 마음이 앞서기 때문일 것입니다. 이런 분까지 생각하면 요료법으로 건강을 지키고 계신 분들은 상상 이상으로 많다고 확신합니다.

그동안 세계 각국에서 의사, 한의사, 약사, 대학교수, 종교계 지도자 등 각계각층의 저명인사들이 요료법에 관한 책을 많이 출판하였습니다. 특히 일본의 『소까이』라는 건강잡지는 1987년부터 2004년까지 무려 17년 간 요료법으로 난치병이 치유되었다는 기사를 매달 빠짐없이 게재하였으며, 그 결과 요료법으로 건강을 되찾았다는 사람이 헤아릴 수 없을 정도로 많아졌습니다.

현재 일본에서는 수백만 명 이상이 요료법을 하며, 독일이나 대만에서도 30만 명 이상, 우리나라에도 수십만 명 이상이 요료법을 하고 있거나, 효과를 경험했습니다.

제가 설립한 한국엠씨엘(MCL)건강연구회는 현재까지 200여 회 모임을 가졌습니다. 비디오 관람, 강의, 회원들의 체험담 발표, 요단식 등 다양한 행사를 하며, 누적 회원 수는 4,000여 명에 이르고 있습니다.

그동안 감기나 무좀 같은 단순한 병에서부터 암이나 에이즈 같은 중병에 이르기까지 다양한 질병으로 고생하던 많은 분들이 요료법으로 치유되는 것을 보면서 보람을 느낍니다. 특히 전 세계의 교민들로부터 문의 전화가 오는 것을 보면 요료법이 얼마나 많이 알려져 있는지 놀라울 따름입니다.

그동안 신문, 잡지 등의 언론매체에서도 요료법에 대한 보도를 많이 해주었고, 특히 KBS, MBC, SBS 등 TV에서도 여러 번 소개되었으며 인터넷에도 요료법 웹사이트와 카페가 다수 운영되고 있습니다.

'건강하게 오래 살고 싶다.'는 것은 인류의 공통된 숙원입니다. 그러나 현대에 이르러 우리들은 점점 더 심해져 가는 천재지변이나 전쟁, 환경오염, 식품공해 등으로 암이나 에이즈, 광우병, 조류독감, 각종 전염병 등의 질병이나 새롭게 발견되는 신종 질병 등으로 항상 건강생활의 위기에 직면하고 있습니다.

의학은 놀랍게 발달하고 의료기술도 날로 발전하고 있는데 왜 환자는 줄지 않는 걸까요? 왜 난치병이나 신종 질병들이 점점 늘어만 갈까요?

새로운 감염증과 항생물질, 내성균 등 현대 의학으로 대처가 불가능한 난치병들은 인류의 관심을 대체의학(민간요법)쪽으로 돌리게 만들었습니다. 난치병 치유에는 면역력과 자연치유력의 활성화가 있어야 합니다. 이런 점에서 자가면역력을 높이는 요료법은 어떤 치료방법과도 바꿀 수 없는 획기적인 치료법입니다.

매일 빠짐없이 요료법을 실시하는 사람들은 요 맛을 좋게 하기 위하여 식생활도 개선합니다. 여기에 적당한 운동과 매사에 긍정적인 생활습관을 갖는다면, '건강하게 오래 살고 싶다'는 인류의 숙원은 반드시 이루어지리라 확신합니다.

'오줌이라면 죽어도 못 먹겠어.' '혐오스러워 생각조차 하기 싫어.' '죽을병이 걸리면 그때 생각해 볼까?' 라고 생각하는 사람들은 '원래 오줌은 깨끗한 생명수'라는 사실을 명심해 주기 바랍니다.

인도의 의학박사 다커는 "입속의 침에는 많은 세균이 존재하지만 오줌은 무균이기 때문에 이 세상에서 가장 깨끗한 물이다."라고 말했습니다.

요료법은 잠시 유행하다 사라지는 민간요법이 아니라 우리 인체의 면역력을 높여 자연치유력을 향상시키는 최상의 건강요법입니다. 4,000년 전 고대로부터 이어져 오던 요료법이 최근 들어 새롭게 각광받고 있는 것은 참으로 감사한 일입니다.

1996년 제1차 요료법 세계대회를 인도 고아에서 개최한 것을 시작으로 1999년에는 독일 게스펠트에서 2차 대회를, 2003년에는 브라질에서 3차 요료법 대회를 개최하였습니다. 2004년 5월, 일본 도쿄에서 열린 아시아 요료법 대회에는 한국에서도 30여

명이 참석하여 좋은 강의와 체험담을 발표했습니다. 2006년 9월에는 경기도 가평에서 제4차 세계대회를 개최하였고, 2009년 3월엔 멕시코에서 제5차 세계대회를 열었습니다. 이렇듯 세계적인 모임이 정기적으로 개최되고 있는 것은 요료법의 효능이 많은 사람들에게 입증되고 있기 때문입니다.

요료법으로 사선을 넘어 건강을 되찾았거나 감기 한 번 걸리지 않고 건강하게 지내고 있는 사람들은 다른 사람에게도 이 건강법을 전하여 함께 건강을 누릴 의무가 있습니다. 사람은 혼자 살 수 없으며, 현대에 와서 우리는 지구촌 이웃으로서 서로의 건강에 심각한 영향을 미치며 살아가고 있습니다.

요즘은 지구촌의 재해가 심해지고 있습니다. 지구 온난화로 인해 많은 나라가 변덕스런 날씨나 지진으로 폐해를 입고 있습니다. 홍수나 지진, 쓰나미 등의 재난을 겪고 난 후에는 피부병과 콜레라 같은 전염병이 사람들을 괴롭힙니다. 이럴 때일수록 자기 면역력을 높여 건강을 지키는 요료법이 그 진가를 발할 수 있는 절호의 기회가 되지 않을까 생각해 봅니다.

특히 일본의 후쿠시마 지진으로 인한 방사능 재해로 일본뿐 아니라 전 세계가 우리의 건강에 어떤 영향을 미칠지 알 수 없어 근심하고 있는 이 시점에서 요료법은 우리들이 건강을 지켜낼 수 있는 단 하나 완전한 민간요법이라는 확신이 듭니다.

저는 오래 전 나까오 료이치 선생과 직접 만나 대화를 나누던 중, 히로시마 원폭 사건 때에도 요료법을 알고 실천하던 사람들은 무서운 방사능의 오염 피해를 당하지 않고 건강하게 살아남을 수 있었다는 예화를 많이 들었습니다. 핵폭발 가까이에 있어서 온 몸에 화상을 입었던 사람이 오줌을 오래 모아둔 통에 온 몸을 담그고 난 후 흉터 없이 깨끗이 치료되었고, 폭발을 본 후 오줌으로 눈을 씻은 사람들은 시력을 잃지 않았다는 이야기도 들었습니다.

저도 의심이 되었지만 그 후 태중에서 수술을 받은 태아들이 양수 속에 있는 오줌 성분으로 인해 흉터 없이 태어날 수 있다는 사실을 알고 감탄하였습니다. 하지만 방사능에 대한 요료법의 효능을 알릴 수 있는 문헌을 찾을 수 없어서 아쉬울 따름입니다. 후쿠시마 재앙을 겪으면서 많은 체험담들이 탄생하지 않을까 기대해 봅니다.

이렇게 우리의 삶에 좋은 건강요법을 과학적 검증자료인 논문이나 실험결과, 메커니즘도 확인하지 않고 '더럽다, 배설물이다, 노폐물이다.' 라는 편견만으로 배척하는 사람들을 위하여 일본의 나까오 료이치 의사가 남긴 주옥같은 명언을 다시 한 번 되새겨 봅니다.

"요료법은 이로운 점만 있을 뿐 인체에 끼치는 해(害)는 한 가지도 없다."

그동안 의사들이 경험한 생생한 요료법 체험담을 이 책에 소개합니다. 이 책을 통하여 질병으로 고통 받는 이들이 희망을 가지고, 하루 빨리 완쾌되어 건강을 되찾는 기쁨을 나눌 수 있기를 진심으로 희망합니다.

끝으로 여러 가지 상황 속에서 이 책을 출판하도록 흔쾌히 허락해 주시고, 세심하게 지원해 주신 산수야 대표님과 그림으로 요료법을 이해하기 쉽도록 도와준 정원희에게 감사한 마음을 전하고 싶습니다.

한국MCL연구회 회장 김정희

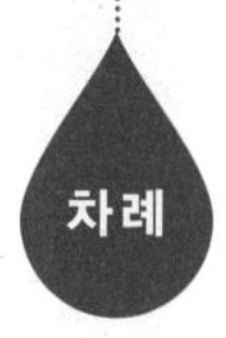

차례

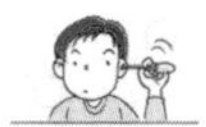

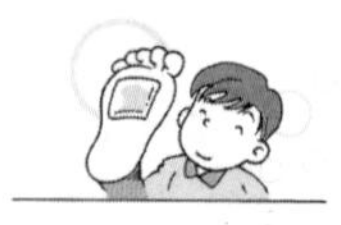

해외의사들이 소개하는 요료법 _ 67

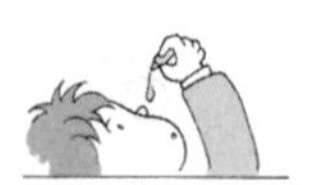

5명의 의사가 요료법에 대하여 솔직하게 말하다 _ 159

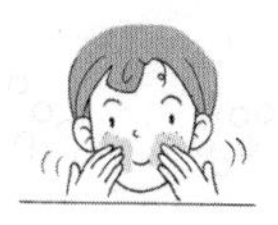

요료법에 관한 궁금증과 전문가 답변 _ 189

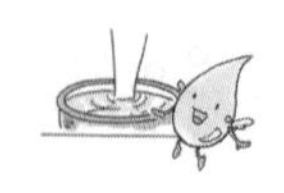

한국 의사들의 임상체험 이야기

Urine Therapy

난치병 치료에 탁월한 효과를 나타내는 요료법

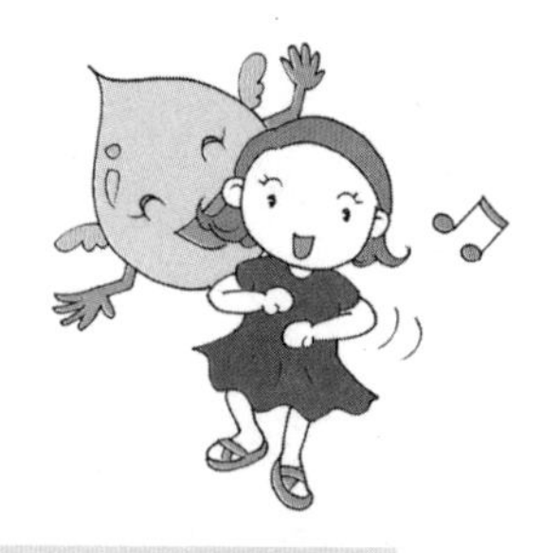

전홍준 | 의학박사, 외과전문의, 하나통합의원 원장

나의 요료법 경험

나는 2004년 아시아 · 태평양 지역 요료법대회(토쿄)에서 요료법을 처음 만났다. 주최측으로부터 "한국의 대체의학"을 주제로 강의 요청을 받고 참가하게 되었는데, 여기에서 새로운 의학의 세계를 접하게 되었다.

사실 20여 년 전 일본의 의사 나까오 선생이 저술한 『기적을 일으키는 요료법』을 본적이 있었다. 그 당시에 나는 '세상에는 좋은 약초나 건강법이 많은데 하필이면 오줌 따위를 먹을 필요가 있겠는가?' 라고 일축해 버리고 말았다. 그런데 이 대회에서 암이나 심장병, 뇌졸중, 자가 면역 질환과 같은 난치병을 치료하는 데 요료법이 탁월한 효과가 있다는 것을 알게 되었다.

이 대회에서 특별히 인상 깊었던 사람은 요료법대회 회장이었던 고미야마 세쯔꼬 선생이다. 당시 84세의 현역 의사였는데 아주 건강하고 활기찬 모습으로 마치 60대처럼 보였다. 고미야마 선생은 60세 무렵부터 직접 요료법을 실천하며, 요료법과 식이요법만으로 환자를 치료하는 클리닉을 운영하고 있었다.

고미야마 선생의 아버지는 토쿄대학병원 약제사 출신으로 어려서부터 아버지와 딸이 함께 여러 가지 약초 연구를 하였는데, 결론적으로 이 세상에서 제일 좋은 약을 하나만 고르라고 한다면 그것은 바로 자신의 오줌이라는 것이다. 이 의사의 『아침 한 잔의 오줌이 백가지 약보다 낫다』라는 책은 요료법의 좋은 가이드북으로 알려져 있다.

80대의 한국인 과학자 김기일 박사의 모습도 아주 인상적이었다. 이 분은 70세까지 혈압강하제를 복용하고 있었는데 요료법 실행 후 고혈압이 완치되어 더 이상 약물을 쓸 필요가 없게 되었다고 한다.

'고지혈증과 고혈압에 대한 요료법의 효과' 를 주제로 연구하여 80세가 넘어서 박사학위를 받은 분이다. 이 분이 강의하는 모습은 너무 활기차고 건강해 보였다.

요료법 대회를 통해서 '요료법은 아주 쉽고 단순하지만 그 효능은 뛰어나다'는 사실을 직접 확인했다. 그러나 한국으로 돌아와서는 요료법을 실천하지 않았을 뿐만 아니라 환자들에게 널리 알리지도 못했다.

그러다가 2008년 2월 KBS '아침마당'이라는 프로그램에 출연하여 '외과 의사가 대체의학자로 변신하게 된 경험'에 대해서 강의할 기회가 있었는데 이 프로그램을 본 한 젊은 여성으로부터 전화 상담을 받게 되었다.

젊은 여성의 어머니가 86세인데 방광암으로 세 차례나 수술을 받고 항암제, 방사선 요법 등을 실행하였지만 지금은 절망 상태라는 것이다. 이 이야기를 듣는 순간 그동안 잊고 있었던 요료법을 떠올리게 되었다.

"어머니의 몸 상태와 상관없이 방광암이 다 나았다고 믿게 하십시오. 다 나았으니 일어나 걸으라고 하세요. 우리 속담에 누우면 죽고 걸으면 산다는 말이 있지 않습니까? 그리고 나오는 모든 오줌과 식물줄기세포 효소를 드시도록 하세요."

이런 말을 상담 중에 하고 있었지만 '나이 많은 노인이, 더구나 말기 암 환자인데 나을 수 있을까?'라는 의심이 들었다. 나도 믿을 수가 없었다. 다만 그 여성에 대한 성의로 이렇게 말하고 있을 뿐이었다.

그런데 약 6개월 후 그 여성이 어머니가 거의 나았다며 나를 찾아왔다. 너무 놀라 어떻게 했느냐고 물었더니 내가 시킨 대로 했다며 웃었다. 걸을 힘이 없어서 천장에 밧줄을 매달아 붙잡고 '나는 다 나았다'는 생각으로 계속 걷는 연습을 하면서 자신의 모든 오줌과 식물줄기세포를 복용했다는 것이다. 지금 89세인데 건강하게 지내고 있다고 기뻐했다.

2008년 가을 어느 천주교회 신부님의 초대를 받고 건강에 관한 강의를 한 적이 있었는데 이 자리에서 나는 요료법을 소개하였다. 약 3개월 후 그 강의를 들었던 50대 여성으로부터 전화가 왔다.

이 여성은 지난 20여 년 간 관절 류머티즘으로 온갖 치료약을 다 써봤지만 전혀 차도가 없어서 외출도 어려운 상태였다. 나의 요료법 강의를 듣고 집에서 요단식과 요전신마사지를 규칙적으로 실행하였는데 많이 좋아졌다. 지금은 혼자서도 먼 길을 여행할 수 있다. 특히 신기한 일은 그동안 불면증에 시달려 수면제에 의존해 왔는데 이제는 잠이 잘 온다는 것이다. 더구나 잠에 취해 버스를 타고 종점까지 가버린 일이 있을 정도라고 알려 주었다.

이 분은 이렇게 말했다. "요료법은 하느님이 주신 최고의 약입니다. 주변의 많은 사람들에게 책을 사주면서 요료법을 소개하고 있습니다."

두 명의 난치병 환자가 좋아진 것을 보면서 용기를 얻어 환자들에게 요료법을 적극적으로 실행하기로 마음먹게 되었다. 나는 지난 몇 년 동안 하루도 거르지 않고 매일 두세 컵의 오줌에 프로폴리스를 몇 방울 떨어뜨려 마시고 있다. 속이 편안해지는 것은 물론이며 쾌변을 보고 활력도 좋아졌으며, 머리숱도 많아졌다. 예전에 알고 지내던 사람들은 얼굴이 좋아지고 피부가 깨끗해졌다고만날 때마다 말한다.

2009년 초 50대의 여성 환자가 찾아왔다. 이 환자는 두통, 어지럼증, 견비통, 요통, 손발 저림, 가슴 압박감, 소화 장애, 변비, 안구통, 불면증, 불안장애 등 많은 증상을 호소하고 있었는데, 2년 간 미국에 교환교수로 다녀온 후부터 이런 증세가 발병하였다는 것이다.

미국 생활이 주는 스트레스와 서양 음식을 과식한 것이 교감신경을 긴장시키고 혈액을 오염시켜 혈액순환 장애를 가져왔고, 그것이 병증의 원인이라고 생각되었다. 이 환자는 그동안 대학병원에서 많은 검사와 약물치료를 받았고 한방병원에서 침구치료, 건강식품 등으로 치료하였으나 증세가 개선되지 않자 나의 클리닉을 찾아왔다.

종전에도 이런 환자들을 만날 때는 거의 예외 없이 단식을 권했는데 이 환자의 경우에는 10일간 식물줄기세포 효소와 오줌만을 먹게 하는 요단식을 실행하였다. 그 후 이 환자의 모든 증세가 사라져버렸다.

요단식은 다른 절식방법에 비해서 공복감이나 무력감들이 훨씬 적기 때문에 힘들지 않고 그 효과는 더 좋다는 것을 알게 되었다. 나는 이 환자가 치유된 것을 보고 절식요법 환자들에게는 요단식법을 병행하기로 하였다.

그 후 나는 내원하는 거의 모든 환자들에게 요료법을 소개하고, 특히 만성 질환이나 난치성 환자들에게는 필수적으로 요료법을 권하고 있다.

2008년부터 나는 매년 아프리카의 여러 나라와 아이티 같은 재난 지역에서 의료 활동을 하고 있는데 가는 곳마다 환자들에게 요료법을 가르친다. 이런 나라에는 의료 자원이 빈약하기 때문에 요료법이 좋은 보건 의료의 대안이 될 수 있다.

요료법으로 치료된 환자들

요료법으로 치유된 환자들을 지면에 다 소개할 수는 없다. 완쾌된 환자가 많을 뿐만 아니라 질병의 종류도 다양하기 때문이다. 몇 가지 사례만을 간추려 소개하려고 한다.

* 58세 여성(간암)

2009년 12월 나의 병원에 찾아오기까지 한국의 유명한 암센터에서 간암 절제수술, 수십 회의 동맥색전술, 그 후에 임파선과 폐의 전이로 항암화학요법, 방사선 치료를 받았지만 계속 암이 진행되어 절망상태에 빠지게 되었다.

종전에도 이런 환자들을 많이 봐 왔는데 중환자들을 위해서 나는 두 가지 치료원칙을 가지고 있다. 첫째는 마음 속으로 반드시 낫는다는 믿음을 가지게 한다. 몸의 상태나 형편을 보지 말고 '아프지만 다 나았다' 고 믿는 것이다.

둘째는 수술, 항암제, 방사선 같은 병을 공격하는 방법 대신에 전신의 해독과 면역 증강을 실행한다. 특히 식물줄기세포와 같은 면역증진요법을 중요하게 생각하는데, 이 환자에게는 요료법을 추가로 소개하였다.

오줌 한 잔에 프로폴리스 5방울을 섞어서 하루 5회 이상 마시게 하고, 전신의 요마사지도 병행케 하였는데, 지금은 많이 호전되었다. 이 여성은 건강했던 예전의 모습을 되찾았고, 지금도 요료법을 계속하고 있다.

* 42세 남자(만성신증후군)

현직 공무원으로 약 5년 전부터 전신부종, 피로, 단백뇨와 혈뇨, 혈청검사 BUN, Creatinine 수치의 과도한 상승을 보이는 전형적인 신증후군 환자로서 그동안 어느 대학병원에서 스테로이드 등 약물치료를 받고 있으나 개선되지 않은 사람이었다.

대체로 현대 의학은 이런 환자들을 평생 관리해야 하는 난치병환자로 간주한다. 대부분의 환자들은 점점 나빠져서 신부전으로 발전하게 되고 결국은 신장투석에 의존하게 된다. 나는 이 환자에게 해독과 면역요법으로서 10일 간의 요단식을 시행하였다. 요단식이란 나오는 오줌 모두와 당근·사과주스나 포도주스, 더운 물만을 먹고 다른 음식물을 취하지 않는 일종의 절식요법이다.

나는 그동안 많은 환자들에게 요단식을 실행해 왔고 날마다 새로운 환자들에게 요단식을 권하고 있는데, 요단식은 종래의 단식법에 비해서 쉽고 효과가 매우 좋은 장점이 있다. 지난 25년 간 많은 사람들에게 여러 가지 방법의 단식을 권했는데, 요단식은 어떤 방법보다 쉬울뿐만 아니라 효과도 좋다.

요료법을 통해서 내가 경험한 바는 오줌이야말로 최상의 이뇨제라는 것이다. 오줌을 마신 후 얼마 안 되어 곧바로 오줌이 마려운 것을 누구나 경험할 수 있다. 그러므로 신증후군이나 심장병 환자 등의 부종을 해결하는 데 요료법은 아주 좋은 방법이다.

그 후 이 환자는 생채식과 요료법을 주로 실행하였는데 1년이

안 된 시점에 대학병원 의사로부터 완치 판정을 받았다.

＊ 17세 **여고 1년생**(관절 류머티즘, 아토피)

유아시절부터 아토피가 있었고 열두 살 무렵부터 관절 류머티즘으로 무릎과 발목이 붓고 아파서 제대로 걷지 못하는 여고생이 나의 클리닉에 왔다. 그동안 전문 클리닉에서 스테로이드, 진통소염제 등 약물 치료를 수년 간 받아왔지만 전혀 개선되지 않았다.

이 학생은 10일 간의 요단식 후 매일 5컵 이상의 오줌과 요전신마사지, 생채식으로 약 3개월 후에 모든 약을 끊고도 통증이 사라졌다. 아토피는 거의 자취를 감춰 피부가 아주 깨끗해졌다.

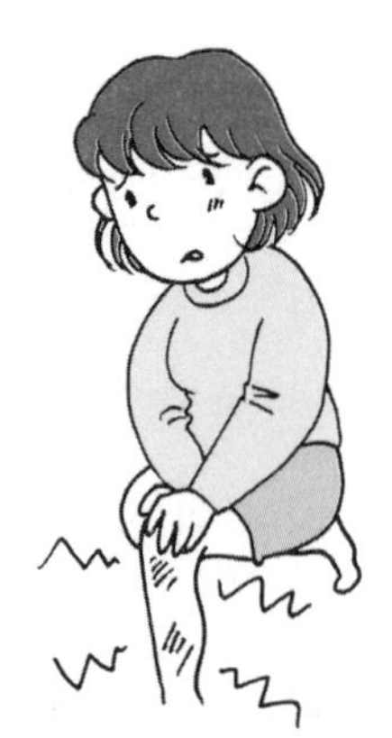

이 환자의 어머니는 비만과 협심증으로 관상동맥의 스텐트삽입술 후 장기간 약물투여를 해왔는데 딸과 함께 요단식, 생채식, 매일 요료법을 시행한 후 모든 약을 중단하고도 아주 건강해졌다.

＊ 52세 **남성**(인슐린의존성 당뇨, 신부전)

이 남성은 매일 25unit의 인슐린을 투여하는 당뇨, 고혈압, 신부전 초기로 신장투석은 하지 않았지만 권유를 받고 있는 상황에서 나를 찾아왔다.

그는 하루 5컵 이상의 오줌과 요마사지, 식물줄기세포 투여, 생채식 실행 후 약 2개월 만에 인슐린 투여나 혈당강하제, 혈압약을 모두 끊고 혈당과 혈압이 정상상태로 회복되었다. 혈중 BUN, Creatinine 농도가 많이 개선되었으나 아직 정상 범위로 떨어지지 않은 상태인데 앞으로 이 요법을 계속할 때 완전히 회복될 것으로 추정하고 있다.

이런 환자도 '반드시 낫는다, 이제 다 나았다' 고 믿고 이러한 치료방법을 지속한다면 완치시기를 앞당길 수 있다고 본다.

＊ 53세 **남성**(요추 디스크 탈출증)

심한 요통과 하지방사통으로 추간판 탈출증 진단을 받은 중년 남성이 수술 날짜를 예약해 놓은 상태에서 나의 클리닉으로 찾아왔다. 나는 이런 통증 환자를 많이 진료했는데, 이들에게 반드시 단식을 먼저 권한다.

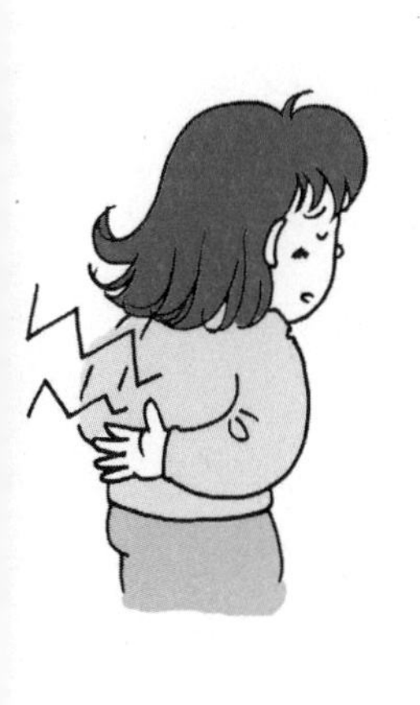

오늘날 대부분의 의사나 환자들은 허리가 아프면 허리디스크, 목이나 어깨가 아프면 목디스크라고 믿는데 실상은 그렇지 않은 경우가 많다.

만성통증의 대부분은 혈액순환장애가 그 근본

원인이다. 긴장과 스트레스로 교감신경이 흥분되어 혈관이 긴축되고 음식의 과식으로 피가 끈적끈적해져, 혈류가 어려워지면 우리 몸은 스스로 혈액순환을 잘하기 위해서 프로스타글란딘 같은 호르몬을 분비하여 혈관을 확장시키려고 안간힘을 쓰게 되는데 이것이 통증으로 느껴지게 된다.

오늘날 만성통증 환자의 절대 다수는 머리나 목, 어깨나 허리, 무릎이나 등이 아픈데 혈액순환장애가 원인이다. 통증학자로 명성이 높은 뉴욕대학의 존 사르노(John Sarno) 교수, 워싱턴 대학의 군(Khun) 교수, 사우스 베일로 대학의 전동휘 교수 등은 만성 통증의 대부분은 근 골격계 구조이상과는 전혀 상관이 없으므로 X-ray나 CT, MRI 검사 등은 필요하지 않으며, 특히 수술은 더욱 불필요하다고 말한다.

이 디스크 환자에게 10일 간의 요단식과 신경자극요법을 시행하자 깨끗하게 나아서 수술을 할 필요가 없게 되었다. 이 환자 이외에도 고질적인 두통, 견비통, 좌골신경통, 무릎관절통 등 많은 만성통증 환자들이 요단식, 요마사지, 채식위주의 식사 등으로 더 이상 병원 치료가 필요 없을 만큼 쉽게 치료된 경우를 많이 본다.

* 18세 **남자**(알레르기 비염, 축농증)

남자 고등학생으로 알레르기 비염과 축농증 때문에 찾아왔는데 유·소아기 때는 아토피의 병력을 가지고 있었다. 이비인후과나 피부과에서 장기간 치료를 했으나 호전되지 않은 경우다. 우리 사회에 이런 환자들이 너무 많다. 알레르기 비염이나 아토피는 코나 피부병이 아니라 창자의 병, 전신의 병이다. 그래서 코와 피부를 치료해도 아무 소용이 없는 것이다.

이 환자에게는 10일 간의 요단식, 오줌으로 코 세척과 피부마사지, 그 후 생채식 요법, 봉독요법의 병행으로 깨끗하게 좋아졌다. 이런 환자에게는 찬물, 우유, 밀가루, 백설탕 같은 차가운 성질의 음식, 육식, 계란 등을 삼가고 당근·사과주스나 생강차, 더운물을 주로 먹도록 권하며, 매일 2회 이상의 오줌 마시기, 오줌으로 코 세척과 피부세척을 계속하도록 권하고 있다.

아토피, 알레르기 비염, 기관지천식 같은 알레르기성 질환은 피부나 코나 기관지에 국한된 질환이 아니라 창자 내의 이로운 균이 약화됨으로써 초래한 장누수증후군이 그 근본 원인이다. 곧 창자 병인 것이다. 이 장누수증후군 때문에 장내의 독소와 세균이 장벽을 뚫고 체내에 스며들어와 혈액에 내독소(endotoxin)를 생성한 결과이므로 이런 알레르기 질환은 장누수증후군을 치료하고 전신의 해독과 면역력 회복이 그 근본 치료의 길이다. 따라서 모든 알레르기 질환은 요단식과 그 후 요료법 및 식이요법이 뛰어난 효과가 있다.

* 56세 **여성**(비만, 고혈압, 편두통, 알레르기 피부질환)

미국에 살고 있는 재미교포로 나의 TV 건강강의를 듣고 찾아왔다. 그 동안 위와 같은 문제들 때문에 미국의 병원에서 많은 치료를 받아왔는데 근본적인 치료가 되지 않았다. 오줌과 식물 줄기세포만을 먹는 절식요법을 10일간 실행하였다.

10일 후 다시 병원에 찾아왔는데 여러 가지 변화가 있었다. 그 동안 약을 끊고도 고혈압과 두통이 좋아졌을 뿐 아니라 체중감량도 많았고, 특히 피부와 눈빛이 너무 곱고 깨끗해져서 나도 놀랄 정도였다. 그런데 이 여성은 요단식이 힘들지 않고 너무나 좋아서 앞으로 한 달 동안 계속하고 싶다고 말했다.

나는 "10일 정도로 충분하다. 또 하고 싶다면 6개월 쯤 후에 해도 좋다"고 설득했다. 나중에 안 일이지만 나의 설득에도 불구하고 그 후에 7일 간을 더 실시해서 모두 17일 간의 요단식을 했다고 한다. 본인의 병적인 문제가 사라지자 미국인 남편(비만, 우울증)을 데려오고, 친정 가족들, 동창생들, 그 외의 많은 사람들에게 요단식을 소개하는 등 병원의 홍보대사 역할을 자임하고 나서기까지 하였다.

왜 요료법은 효능이 있는가?

한번은 울산에 사는 한 여성으로부터 상담 전화가 왔다. 남편이 전립선비대증으로 장기간 약물을 쓰고 있는데 호전되지 않는다며 요료법을 해도 되겠냐고 물었다. 어떻게 요료법을 알게 되었느냐고 묻자, 같은 아파트에 사는 전립선암 환자가 나의 클리닉에 와서 요료법 치료를 받은 후 좋아졌다는 말을 들었다는 것이다. 그 암 환자는 평소에 휠체어에 의존하는 병약한 모습이어서 아파트 주민들은 '얼마 안 가 곧 세상과 이별하겠구나' 라고 생각했는데 어느 날부터 혼자서 산책도 하더라는 것이다. 너무도 놀라워서 어떤 치료 방법으로 이렇게 좋아졌냐고 물었더니 요료법을 한 후에 좋아졌다는 말을 들었다고 했다.

고혈압, 당뇨, 비만, 고지혈증과 같은 대사장애, 협심증, 뇌경색, 우울증, 만성피부질환 등과 같이 장기간 약물에 의존했던 환자들이 10일 간의 요단식과 그 후 생활습관의 변화, 지속적인 요료법만으로 자연 치유되는 것을 나는 수없이 경험하고 있다.

유방암, 갑상선암, 피부암을 비롯한 여러 종류의 종양 환자들이 요단식과 생채식 등 자연요법을 통해서 수술 받을 필요가 없이 자연 치유되는 경우도 늘 접한다.

좋아진 많은 환자들의 사례를 여기에 일일이 다 소개할 수가 없다. 이 환자들이 자연 치유되고 있는 것은 나의 의술과는 아무 상관이 없다. 말 그대로 자연이 치유하고 있는 것이다.

제2의 히포크라테스, 또는 의학의 황제라고 일컬어지는 파라켈수스(Paracelsus, 1493~1541)는 르네상스 시대의 위대한 의사이자 의학사상가인데 그의 가르침 가운데 다음 이야기는 유명하다.

"의술은 자연으로부터 나오는 것이지 의사에게서 나오는 것이 아니다. 그러므로 의사는 열린 마음으로 자연으로부터 시작해야 한다."

그는 이러한 철학에서 출발하여 기존의 의학사상과 지식체계를 과감히 던져버리고 혁신적인 의학이론과 방법론을 제시함으로써 근대의학의 시조가 되었다. 그는 바젤대학에서 첫 강의를 시작하기 전에 1천년 동안이나 서양의학을 지배해 왔던 갈레누스 의학의 교과서를 학생들 앞에서 불태우면서 "의사들이 보고 배울 유일한 교과서는 오직 환자뿐이다. 낡은 고정관념과 전통의 굴레를 벗어던지고 사실과 진리에만 접근하라!"고 가르쳤다.

또한 정통적인 의학지식들이 의학의 발전을 가로막는 가장 큰 장애가 된다고 가르쳤으며 오로지 '자연의 책'으로 돌아가야 한다고 설파하였다.

파라켈수스는 자연이 가르치는 대로 따라야 한다는 원리 하에 다양한 관찰과 경험을 토대로 매우 독창적인 의학체계를 세웠는데 당시 의사들 대부분은 그의 의학사상과 이론을 이해하지도 받아들이지도 못하였다. 몇 백 년이 지나서야 그는 인정받기 시작했고 21세기에 접어들자 그의 의학사상을 다시 평가하고 따라 배우려는 분위기가 일어나고 있다.

파라켈수스가 정통의학 교과서를 불태우면서 '자연의 책'으로 돌아가라고 가르쳤던 마음을 나는 요즘 사무치게 실감하고 있다. 내가 지금 그와 똑같은 심정이다. 요료법과 같은 자연요법이 교과서적인 정통의학보다 어느 면에서 훨씬 탁월한 효과가 있다는 증거들을 날마다 보고 있다.

생태학자들의 관찰에 의하면 야생동물에게는 질병이 거의 없다고 한다. 인간과 인간이 기르는 동물에게만 질병이 있다는 것이다. 인간에게 질병이 많은 이유는 자연의 질서에서 가장 많이 벗어나 있기 때문이다.

지금 한국에는 고혈압 환자가 약 1천만 명, 고지혈증 환자가 700만 명, 당뇨 500만 명, 비만 환자가 수백만 명 있고 지난 4년 사이에 암 환자가 60%나 증가하고 있다. 우리 사회는 난치병 환자의 대량생산 공장과 같다고 표현하는 사람도 있다.

몇년 전 구제역으로 수백만 마리의 가축을 살처분한 일이 있다. 그러나 같은 땅에서 사는 야생동물에게는 구제역이 없었다. 왜 그럴까? 야생동물들은 야행성 동물을 제외하고는 밤에 온전히 휴식을 취한다. 그러나 사람들은 많은 생각과 번민 때문에 마음이 쉬지 못하고, 집에서 기르는 짐승들은 밤에도 밝은 전깃불 아래서 화학 사료를 먹도록 강요당하고 있다.

야생동물들은 조물주가 정해놓은 음식물 외에는 먹지 않는다. 소, 말, 코끼리 등 초식동물은 그 이빨이 풀을 먹도록 맷돌처럼 생겼고, 호랑이나 사자처럼 육식동물들의 이빨은 고기를 먹도록 갈고리처럼 생겼다. 이들의 창자구조와 기능도 서로 다르다. 그래서 그들은 굶어죽을지언정 절대로 다른 것을 먹지 않는다. 사람들의 치아 구조는 주로 곡식과 채소를 먹도록 만들어졌다. 오늘날 대부분의 난치병들은 동물성 식품의 과식과 밀접한 관련이 있다.

야생동물들의 내장을 조사해 보면 결코 과식하는 일이 없는 것으로 관찰된다. 또한 그들은 몸에 상처를 입거나 병증이 느껴질 때는 본능적으로 굶어버린다. 동굴 속이나 나뭇잎 속에 몸을 감추고 절식을 하는 것이다.

때때로 야생동물들이 사타구니를 혀로 핥거나 땅바닥에 방뇨한 오줌을 핥는 것을 관찰할 수 있는데 이는 본능적으로 오줌요법을 실행하는 장면이라 볼 수 있다.

야생동물들은 옷을 입지 않으므로 피부를 통해서 호흡을 한다. 온전히 자연과 하나 되어 숨을 쉬고 있는 것이다.

오늘날 의학적으로 가장 문제시되고 있는 고혈압, 당뇨, 고지혈증, 비만 같은 대사 장애 환자들, 협심증, 뇌졸중, 만성통증, 알레르기, 자가 면역질환 등이 평생 약을 써도 낫지 않는데 그 이유가 무엇일까? 암에 대해서도 3대 치료라고 하는 수술, 항암제, 방사선 치료로 눈에 보이는 종양만 공격하여 제거하는 식인데 생존율과 삶의 질 측면에서 불만족스런 결과를 보이는 것은 왜일까? 그 이유는 병의 원인을 치료하는 것이 아니라 병의 결과(겉으로 드러나는 증세)만 제거하려고 하기 때문에 근본적인 치유가 되지 않는다는 점이다.

이렇게 비유할 수 있다.

흐르는 물에는 어떤 벌레도 생기지 않는다. 그러나 웅덩이에 물이 고여 부패하면 거기에는 파리, 모기와 같은 여러 가지 벌레나 세균들이 생겨난다. 그러면 우리는 살충제나 소독약 등 약물을 써서 없애려 한다. 하지만 물이 부패해 있는 동안에는 근본적인 해결책이 되지 못한다. 문제를 근원부터 해결하는 전략은 벌레나 세균이 서식할 수 없도록 물을 맑고 깨끗하게 정화하는 것이다. 오염된 물은 그대로 둔 채 파리에는 파리약을, 모기에는 모기약을 뿌리는 방법은 피의 오염은 그대로 둔 채 고혈압에는 혈압강하제를, 당뇨에는 혈당강하제를 쓰는 서양의학의 대증요법과 같다. 병의 원인은 그대로 두고 병의 결과(증세)만 지우려고 하기 때문에 근본적인 치유가 안 되는 것이다.

원인을 밝혀서 그 원인을 해결해야 되는데 그렇다면 그 원인이 무엇일까? 만병일독(萬病一毒)이라는 말이 있다. 모든 병의 근본 원인은 혈액의 오염이라는 뜻이다. 피가 맑고 혈관이 깨끗하여 혈액순환이 잘되면 어떤 병증도 생기지 않는다.

그러면 만병의 원인인 혈액의 오염은 왜 생길까? 앞서 살펴본 야생동물들처럼 자연의 질서에 순응하면서 살면 피가 맑고 깨끗할 텐데 그 질서에서 벗어나 있기 때문이다. 요료법, 생채식 요법 같은 자연의 질서에 부합되는 생활습관을 회복하면 피가 맑고 깨끗해지면서 만병이 자연스럽게 치유되는 것을 쉽게 볼 수 있다. 원래 의학은 이처럼 자연과의 조화를 추구하는 것이었는데 과학혁명 이후 오늘과 같은 분석적이고 기계론적인 의학으로 변질된 것이다.

오늘날 대부분의 의사들은 현대 서양의학을 가장 과학적이고 객관적인 의학, 실증론에 기초한 증거중심의 의학이라고 자처하고 있는데, 정작 질병의 치료에 있어서는 왜 이처럼 비효율적인 모습을 보이고 있을까?

나는 지난 20여 년 간 여러 가지 대체의학, 동양의학, 전통의학 등을 현대 서양의학과 비교하면서 실험해 보았고, 이들을 하나로 통합하는 방법론을 모색하기 위하여 위스콘신대학 의사학

교실에서 의학사와 의학철학을 공부할 기회도 가졌다.

의학의 역사를 살펴보면, 오늘날 의사들이 질병의 원인에 대해서는 별 관심이 없고 질병의 결과만을 지우려고 덤비는 이유를 이해하는데 도움이 된다. B.C. 500년에서 A.D. 500년까지 약 1,000년 간은 히포크라테스 의학, A.D. 500년에서 르네상스 시기까지 약 1000년 간은 갈레누스 의학으로 과거 2,000년 동안의 의학은 자연과의 조화와 융합, 인간 전체를 하나의 생명으로 보는 홀리스틱한 의학으로서 동양의학과 아주 흡사한 철학적 배경을 가지고 있다.

르네상스 이후 16세기에 베살리우스(Vesalius)가 『인체의 구조에 대하여』라는 저서를 통해 해부학을, 17세기에 윌리엄 하베이(William Harvey)가 『혈액 순환에 대하여』 라는 저서를 통해 생리학을, 18세기에 모르가그니(Morgagni)가 『질병의 장소와 원인에 대하여』 라는 저서를 통해 해부병리학의 기초를 세웠다.

이때부터 질병이란 히포크라테스나 갈레누스가 보듯이 체질의 문제나 자연과의 부조화가 아니라 질병이란 몸의 구체적인 어느 장기에서 염증이나 종양 따위로 나타나는 것이라고 보기 시작한 것이다.

의학자들의 시야가 자연과 인간 전체를 보는 것에서 몸의 작은 부분인 장기로 이동하게 된 것이다. 이때부터 기침, 설사, 열

등과 같은 병명 대신에 위염, 담석, 폐암 따위와 같이 병명에 장기의 이름이 붙여지기 시작했다.

18세기 말 비샤(Bichat)는 해부병리학을 더 세밀하게 분류하여 조직병리학을, 19세기 말에 비르효(Vircho)는 세포 단위에서 병이 발병하는 세포병리학을 규명하였다. 20세기에 들어와서는 분자생물학이나 유전자학 등과 같이 미세한 분야에서 질병의 원인과 해결점을 탐구하는 쪽으로 더 깊게 파고들게 되었다. 파고든다는 표현을 쓰는 이유는 르네상스 이후 의학자들은 땅속 깊이 한 우물을 파고 들어가는 것처럼 깊게 파고들어 탐색하는 모습을 보여 왔기 때문이다.

그러면 현대 의학이 이처럼 한 우물을 파듯 깊게 파고 들어 탐구한 것이 옳은 길인가? 꼭 옳기 때문에 이 길로 간 것이 아니라 어쩌다가 그렇게 된 것이다. 역사 가운데 많은 일들이 꼭 옳은 방향으로만 진행된 것은 아니다. 땅속 깊이 들어간 사람의 시야에는 깊은 땅속만 보이고 하늘은 조그마하게 보일 뿐 다른 자연환경은 보이지 않는다. 오늘날 의사들의 시야가 이런 상태라는 것이다. 인간 전체 그리고 인간과 환경과의 관계는 보이지 않고 장기와 세포만 보이는 것이다. 그러니 이제 의사들은 땅속 깊은 곳도 잘 보아야 하지만 밖으로 나와 넓은 하늘과 주변 모든 자연환경도 다 함께 넓게 살펴보는 관점의 전환이 필요하다.

마치 나무는 보되 숲은 보지 못하는 좁은 시각을 벗어나 나무도 보고 숲도 보듯이 질병도 보고 인간 전체를 함께 보는 통합적 관점의 의학을 추구해야 한다는 뜻이다. 그렇게 할 때 그 환자의 몸과 마음 전체를 꿰뚫어볼 수 있게 되고 환자와 환경과의 관계를 살펴봄으로써 매우 쉽고도 단순하게 환자를 치유할 수 있는 안목과 지혜도 얻을 수 있게 될 것이다.

요료법 연구자들이 수천 년 동안 탐구한 결과, 요료법은 면역증진, 항암, 항염증, 호르몬 조절, 혈류 개선, 혈관 확장, 혈전용해, 조혈, 이뇨, 긴장이완과 수면촉진, 소화 및 배설 기능촉진, 항 노화, 체력증강 등에 탁월한 효능을 보이는 많은 증거와 경험을 발견했다. 그런데도 의사와 그들의 추종자들은 오줌을 단순한 노폐물로 폄하하면서 배타적으로 취급하려는 경향이 있다. 그들은 요료법이 의학적 효과가 있다는 어떤 증거도 없으며 검증된 치료법이 아니라고 주장한다.

오늘날 의학계 내에서는 '어떤 치료법이 검증된 치료법이냐 아니냐'를 놓고 논쟁을 많이 하는데, 검증된 치료법에 대해서 말한다면 세상의 어떤 치료법도 완벽하게 검증된 것은 없다고 말할 수 있다. 이 말에 대해서 의심이 간다면 의학의 역사를 살펴보라.

수천 년 동안의 장구한 의학의 역사 속에서 배울 수 있는 교훈은 건강과 질병을 규정하는 단일이론은 영원히 존재할 수 없다는 것이다. 곧 인간의 지성으로는 질병과 건강에 대해서 정확하게 알 수 없다는 것이다. 우리가 지금 진실처럼 믿고 있는 정통의학의 지식체계 대부분은 한 시대의 놀이나 게임 같은 것이지 그것들이 결코 영구불변의 진리가 될 수 없다.

나는 의학사 도서관에서 약 150년 전에 창간된 외과계통의 학술지를 살펴볼 기회가 있었는데 오늘날 우리 외과 의사들의 눈으로 볼 때 초창기 외과 의사들의 수술 방법이나 치료법들은 너무도 어처구니없는, 정말 말도 안 되는 것들이 많았다.

오늘날 우리에게 익숙한 치료법들, 이를테면 암에 대한 3대 요법인 수술, 항암요법, 방사선 치료들에 대해서 100년 후의 의사들은 어떤 눈으로 보게 될까?

대부분의 의사나 사람들이 지금 진실처럼 믿고 있는 과학적 의학도 실은 다음시대의 미신이다. 따라서 무엇에 대해서든지 이것이 옳다고 말하기보다는 이러한 관점에서 볼 때만 이것이 옳다고 말해야 한다.

의사들의 학술 집담회나 학회에 가보면 많은 의사들이 연구논문을 열심히 발표하는 모습을 볼 수 있는데 대개는 자신들이 연구한 내용이 과학적인 근거가 있다는 것을 증명하려는 것들이다. 이런 학회에 참가할 때마다 내가 받는 인상은 대부분의 의학적 지식은 마치 연극의 중간 장면에 잠깐 들어갔다가 나온 관객이 그 연극의 전체 줄거리를 잘 아는 것처럼 이야기하는 모습을 연상케 한다.

대부분의 의학적 지식들은 생명에 대한 총체적이고 다차원적인 탐구 결과가 아니라 마치 연극의 이 장면, 저 장면을 단편적으로 설명하고 있는 것과 같다고 할 수 있다.

요료법의 효능에 대한 많은 의학자들의 탐구 이론들도 이와 같은 경향이 있는 것 같다. 요료법을 부정적으로 폄하하는 의사들이 부정적 시각에 관점을 고정시키고 있는 것은 말할 필요도 없으려니와 요료법을 긍정적으로 보는 의사들의 연구 이론도 대개는 다차원적이고 전체적인 관점보다는 어떤 한정된 관점에서 조망하려는 경향이 있다.

요료법이 왜 효과가 있는가를 설명하는 대표적인 학설로 다음을 들 수 있다.

❶ 오줌 속의 어떤 성분들, 생리활성화 물질들, 호르몬, 미네랄 등의 생화학적인 작용이 생리의 항상성을 유지시키는데 도움을 주고 있다는 학설

❷ 목과 장 내에는 오줌 속의 생체 정보를 알 수 있는 어떤 센서가 있는데 이 정보가 면역계와 호르몬계를 자동제어하고

있다는 학설

❸ 오줌 속에 함유된 미량의 독성 물질이나 생리활성화 물질들이 마치 동종요법과 같은 파동효과를 일으켜 해독과 면역증진에 기여하고 있다는 학설 등이다.

이런 학설 외에도 요료법의 효능에 대한 메커니즘을 설명하는 또 다른 가설을 세울 수 있다고 생각한다. 그러나 이런 가설들은 요료법이 지닌 깊고도 미묘한 효능과 그 작용 모두를 사실 그대로 설명할 수는 없다고 본다. 모든 의학적 설명들이 그러하듯이 인간의 지성으로는 요료법의 신비한 세계를 정확하게 이해할 수 없기 때문이다.

인간은 모태로부터 태어나기 전까지는 어머니 자궁의 양수 가운데서 생명을 유지하게 된다. 모든 태아는 양수 속에 자신의 오줌을 배설하고 있기 때문에 양수란 태아의 오줌물이라고도 할 수가 있다. 태아는 양수를 물고기가 물을 먹듯 날마다 마시는데 임신 후반기의 태아는 하루에 약 500㎖ 가량의 양수를 마신다. 즉 모든 태아는 엄마 뱃속에 있을 때 자기 오줌을 마시고 오줌을 싸고, 또 그 오줌을 마시고 그 오줌을 싸는 일을 반복하는 것이다. 우리는 태아의 이러한 모습을 주목할 필요가 있다.

요단식을 하고 있는 사람이라면 이러한 태아의 모습을 자기 자신이 경험하고 있다는 것을 실감할 것이다. 요단식을 하다 보면 오줌을 받아서 마신 후 곧바로 오줌이 마려운 것을 느끼게 된다. 그래서 또 받아서 마시고 또 오줌이 마려우면 받아 마시고…… 이 일을 반복하는 행위가 바로 태아가 태중에서 오줌을 먹고 싸고 먹는 모습과 똑같다고 할 수 있다.

이처럼 요료법은 태아의 성장과 건강 유지를 돕는 데 크게 기여한다는 것을 알 수 있다. 요료법에 관한 단편적이고 분석적인 학설보다도 이와 같은 태아의 모습을 그대로 보여주는 자연의 책이 중요하다.

오줌이란 무엇이며 요료법은 왜 이처럼 효능이 있는가에 대한 다양한 연구를 계속하는 것은 흥미로운 일이고 또 좋은 일이다. 그러나 오줌이란 무엇이며 요료법은 왜 효과가 있을까? 그 비밀에 대해서는 인간의 힘으로는 영원히 밝혀낼 수 없다고 생각한다. 왜냐하면 오줌과 요료법에 대한 비밀은 생명의 설계자인 조물주의 영역이며 너무나 깊고도 미묘한 것이기 때문이다.

어떤 분이 이 글을 읽고 "당신의 이야기는 비약이 심하다. 이것은 비과학적인 사변이며 신비주의가 아닌가?"라고 묻는다면 나는 "네, 당신 말씀이 맞습니다"라고 답하겠다. 자연과 생명은 기존의 낡은 과학적 세계관의 틀에서 비약해야만 알 수가 있기 때문이다. 자연과 생명의 본성은 과학 너머에 있으며 그 핵심은 신비부사의(神秘不思議)한 것이다. 그러므로 과학이 아니면 의학이 아니라고 말한다면 많은 것을 놓치고 말 것이다.

"그래도 당신 이야기 가운데는 비상식적인 것이 많다"고 한다면 나는 또 "맞는 말씀입니다"라고 하겠다. 자연과 생명은 우리가 붙들고 있는 상식 너머로 옮겨 갈 때만 알 수가 있기 때문이다.

우리가 그동안 가정이나 학교나 사회에서 보고 배운 주입된 상식—오줌은 더러운 노폐물이다. 요료법이 효과가 있다는 어떤 근거도 없다. 병이란 수술이나 약물로만 치료할 수 있다—과 같은 허구의 최면에서 깨어나지 않는 한 자연과 생명에 대해서는 끝끝내 알 수가 없을 것이다.

오줌과 요료법의 신비는 영원히 풀리지 않는 수수께끼와 같은 것인지도 모른다. 그렇지만 우리가 알 수 있는 분명한 사실 하나는 '요료법은 효과가 있다'는 것이다.

나아가서 '요료법은 효과가 있다'고 믿는다면 더 효과가 좋을 것이고, 요료법을 시행하고 있는 사람이 '나는 이미 다 좋아졌다'고 믿는다면 더욱더 효과가 좋을 것이다.

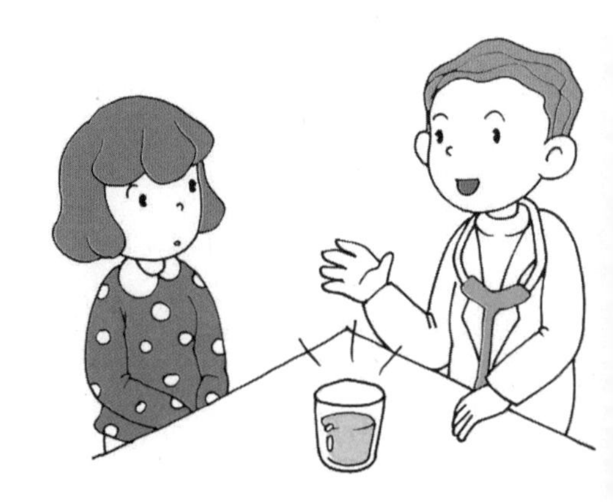

여든아홉 '현역' 의사 성동윤 원장의 건강법

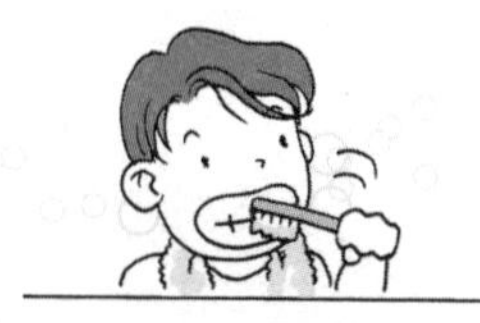

성동윤 | 의학박사, 내과전문의

아침 첫 오줌은 보약 – 22년째 요료법 시행

올해 89세인 성동윤 원장은 청정지역으로 알려진 남양주시 수동면 은수리에서 건강하게 100여 명의 환자를 돌보고 있다. 의사 면허번호 4168의 성 원장은 의료시설이 잘 갖추어진 호평 요양병원에서 진료를 한다.

1945년 의과대학(현 연세대 전선인 세브란스 의전)을 졸업했으니 의사생활 70년을 바라보고 있다. 이미 오래 전 현역에서 은퇴했을 나이지만 그의 활력은 젊은이 못지 않을 뿐더러 신체나이 50세라고 당당하게 자랑하고 있다.

2년 전 신체검사 결과를 보니 혈압 118/66mmHg, 식전 혈당 109mg/dl, 총 콜레스테롤 173mg/dl 등 모든 항목이 정상으로 기재되어 있다. 심지어 청력도 정상임은 물론 시력도 좌우 1.0이다.

성 원장은 아직도 돋보기를 끼지 않고 사전을 보고 염색하지 않은 검은 머리에 틀니나 인플란트를 걱정해 본 적이 없다. 그만큼 치아도 건강하기 때문이다. 줄넘기는 쉬지 않고 2000번 이상 한다. 집무 중간에 쉬는 법이 없고, 계단을 올라가도 젊은이보다 빠르다. 80세 이후에도 중국 여행을 여덟 번 했는데 쉴 틈 없는 일정에도 졸음 걱정이 없었다고 한다.

그의 쉼 없는 에너지는 어디서 나오는 것일까?

그는 새벽 5시 이전에 어김없이 일어난다고 했다. 80대 초반까지는 아침마다 참선을 하였는데 지금은 자신이 개발한 운동을 한 시간 가량 한다. 주로 전신을 움직이는 유연한 동작으로 구성되어 있다. '굳으면 죽는다'는 것이 그의 지론이다. 엉덩이와 허리를 돌리는 솜씨가 보통이 아니다. 아침 운동과 함께 빼놓지 않는 것이 자신의 오줌을 마시는 것이다. 22년째 요료법을 실천하고 있는 성 원장은 한국 요료법 협회의 고문이다.

"아침 첫 오줌을 한 컵 정도 마십니다. 인체는 질병에 걸리면 몸에서 스스로 치유하는 물질을 만들어내죠. 이런 유용한 물질들이 소변으로 빠져나옵니다. 소변에는 항암성분 물질, 질병에 저항하는 단백질 글로불린, 각종 호르몬과 효소, 미네랄, 항산화 물질이 다양하게 들어 있습니다. 이렇게 좋은 약을 그냥 버리기는 아깝지 않나요?"

아침식사는 약간의 시리얼과 야채 수프가 전부다. 그러나 그는 야채 수프를 음식이 아니라 약용으로 먹는다. 일본의 다테이시 가즈라는 의사가 처방한 것으로 재료는 단순하지만 이것이 조합되면 30종 이상의 항생물질을 낸다고 한다.

특히 암세포에만 달라붙는 아미티로진이나 아자티로진과 같은 특수한 물질이 들어 있어 그는 병원에 입원한 암 환자에게 현미차와 함께 복용케 한다.

수년 전까지는 점심식사 역시 과일 몇 쪽으로 만족했으나 지금은 야채 수프 500밀리로 바꾸었다. 제대로 먹는 것은 저녁식사뿐이지만 역시 자신이 정한 고유한 처방을 철저하게 지킨다.

곡물은 현미찹쌀, 현미쌀, 통보리, 수수, 율무, 조, 팥, 콩 등 여덟 가지로 구성되고, 여기에 익힌 마늘 10여 쪽과 싱겁고 맵지 않은 나물을 몇 가지 곁들인다. 식사량은 3분의 2 공기로 육식은 전혀 않는 철저한 채식주의자다.

"소식(小食)은 이미 과학적으로 증명된 장수비결입니다. 단지 적게 먹는 것만으로도 동물의 경우엔 50%, 사람은 10년 이상 수명 연장이 가능해지지요."라고 강조한다.

그가 하루 먹는 소금양도 6g을 넘지 않는다. 이는 세계보건기구(WHO)가 권장하는 섭취량 10g에도 못 미치는 양이다.

그가 추구하는 건강은 신체보다 영적인 건강이다. 자연의 섭리에 순응하되 베푸는 삶이 마음의 건강을 가져다준다는 것이다. 2002년 10월에 이곳으로 거처를 옮긴 것도 말기 암 환자나 치매, 뇌졸중 환자들에게 봉사와 헌신적인 손이 필요했기 때문이다.

"이곳은 자연요법, 영양요법, 영적치료 등 전인치료를 제공하는 치유공동체라고 할 수 있습니다. 마지막까지 내 건강을 던져 환자들의 건강을 되찾아주는 것이 삶의 목표지요."

육군 중령으로 예편해 법무부 의무관과 국립소록도병원 의무과장을 거쳐 개인의원을 30여 년 간 경영했지만 지금 병원 측에서 마련해 준 10여 평 아파트에 거주하고 있다. 그의 검소한 생활은 진료비가 없는 환자에게 무료진료는 물론이고 여비까지 챙겨주는 생활을 지금까지 이어오게 하는 밑천이 되고 있다.

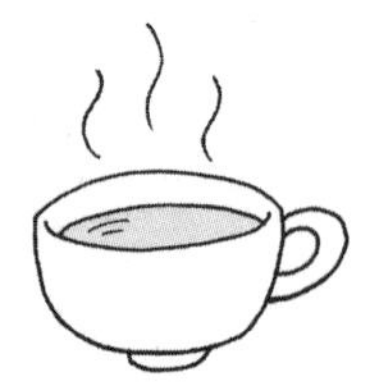

간 질환을 호전시키고, 건강을 회복시키는 요료법

박한복 | 내과전문의, 신생의원 원장

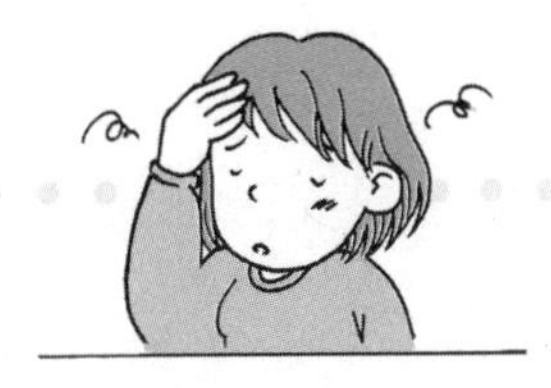

7년 전 우연히 서점에서 『요료법의 기적』을 보게 되었다. '오줌이 생명수? 게다가 고혈압, 당뇨, 위염, 류머티즘, 심장병, 요통, 통풍에 경이적인 효과와 안정성' 이라니 참으로 놀라운 일이라 생각하여 일단 책을 읽어야겠다는 마음이 들었다.

책의 내용 중에 '요료법의 극적인 효과를 확인한 의사들의 체험보고'에 외과의원 원장이 쓴 만성 간염에 대한 이야기를 보고 직접 실시해보기로 결심하게 되었다.

그 당시 나의 건강상태는 피로를 많이 느끼고 간 기능이 저하된 상태였기 때문에 망설임 없이 시작했다. 요료법을 시행한 지수개월이 지나자 피로감도 없어지고 간 수치도 정상으로 호전되는 것을 실제로 확인하게 되었다.

참으로 신비로운 일이라 생각되었다. '이미 여러 의사들의 임상 실험으로 요료법이 이같이 좋은 것이라고 밝혀졌다면 우리병원 환자들에게도 알려야 되지 않을까' 하는 생각으로 환자들에게 권하게 되었다.

나의 권유로 요료법을 시행해 치유된 사례는 많으나 그중 몇 가지 예를 소개하면 다음과 같다.

❶ 류머티즘 환자

30대의 젊은 여성이었는데 손가락이 변형될 정도로 힘든 환자에게 하루 두 번씩 요료법을 하도록 했다. 운동은 하루 20~30분간 걷기를 하고 식이요법으로는 종합비타민 등을 복용하고 식사는 그대로 유지하라고 했다. 1년 4개월이 지나 이 환자는 손가락이 펴지고 통증이 사라져 완쾌되었다. 이제는 집안일을 정상적으로 돌보게 되었다.

부산 남천동에 사는 58세의 남자는 관절 류머티즘으로 10여년 고생하다가 나의 권고로 요료법을 1년 3개월 시행하여 완전히 호전되었다.

퇴행성관절염 환자들은 대부분 하루 두 번씩 요료법을 하면 11개월에서 13개월 사이에 완쾌되는 것을 보았다. 류머티즘 환자들은 대부분 2년 정도 지나면 환절기에 병이 재발하거나 쉽게 악화되기 때문에 겨울에서 봄이 될 때, 혹은 가을에서 겨울이 될 때는 요료법 외에 예방용으로 류머티즘 약을 먹는 것도 나쁘지는 않다. 요료법을 계속하면 3년이 지나 완전히 낫는다.

❷ 갱년기 장애로 호르몬치료를 해야 하는 환자가 호르몬제를 복용을 할 수 없는 경우에도 하루에 2~3번 오줌을 마시면 갱년기 장애를 쉽게 넘길 수가 있다.

❸ 골다공증도 하루에 2~3번 오줌을 마시면 1년 후에 골다공증 수치가 3.9에서 2.5로 낮아지는 것을 경험하였다.

❹ 정신분열증 환자나 간질환자도 병원 치료를 받으면서 요료법을 하면 낫는다. 부산 동구 좌천동에 사는 22세 청년의 고질병이었던 간질병이 요료법으로 완전히 좋아졌다.

❺ 부산 동래구 온천동에 사는 대장암 말기의 50대 남성은 대학병원에서 수술 불가 판정과 1~2개월 시한부 선고를 받았다. 이 남성에게 하루에 4번 이상 오줌을 마시게 하고 종합비타민과 프로폴리스를 하루 두 번씩 먹게 했더니 3개월 만에 회복 되는 것을 보았다. 6개월 후에 검사를 한 결과 대장암이 완전히 없어졌다는 판정을 받았다.

❻ 부산 영도구 청학동에 사는 49세 남성은 고혈압이 호전되었고, 기장군 기장면에 사는 74세인 남성은 중풍이 호전되었으며, 부산진구에 사는 55세 여성은 당뇨가 호전되고, 부산 금정구에 사는 62세 남성은 간경화증에서 요료법으로 건강을 되찾아 너무나 좋아하고 있다.
❼ 부산진구 당감동에 사는 77세 남성은 요료법 14개월 만에 고질병인 전립선염이 호전되었다.

그 외에도 변비, 환청, 빈혈 등 요료법으로 치료한 사례가 많다. 그러나 요료법은 아무나 할 수 있는 게 아니라 현대 의약으로 치료하기 어려운 환자들이 주로 하는 것으로 치부되고 있다.

오줌은 본래 무균이며 청결한 것으로 그 효과는 역사적으로나 의학적으로 인정받고 있지만 어릴 적부터 '오줌은 더럽다' 라는 잠재의식에 빠져있는 것이 문제다. 오줌을 인체 배설물로 생각하는 사고방식을 없애고, 사람을 살리는 생명수임을 인식하고 잘 이용한다면 의료비 절감과 건강한 삶을 동시에 만끽할 수 있을 텐데 참으로 안타까운 일이다.

매일 아침 인체 정보가 들어 있는 오줌을 마시자

임동규 | 가정의학과 전문의, 지리산 자연요양의원 원장

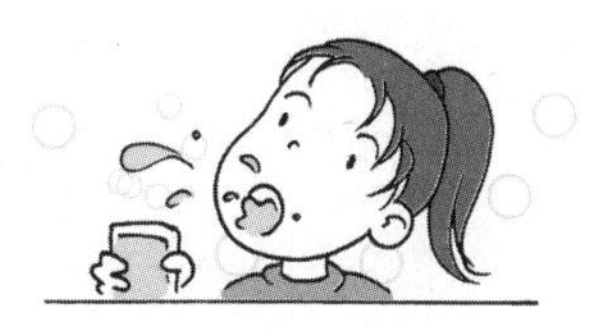

시골의 봄은 무척 바쁘다. 하루 일을 끝내고 집으로 돌아오면 몸이 평소보다 피곤할 때가 많다. 아침에 일어나면 손마디 관절이 뻑뻑하다. 그러다보니 얼마 전에 생긴 입병이 쉽게 사라지지 않고 꽤나 오래 갔다. 그래서 『자연을 닮은 소박한 밥상』의 저자인 박선영 선생이 소개한 요료법이 생각나 아침에 일어나자마자 첫 오줌을 흘려버리고 중간 오줌을 받아서 한 컵 마셔 보았다. 그런데 얼마 지나지 않아 좋아진다는 느낌이 왔고, 생각보다 빨리 입병이 나았다.

일이 서툰 나는 자주 부상을 입는다. 톱으로 칼로 내 손을 썰

기도 한다. 그러다보니 상처 회복을 위해 종종 오줌을 마시게 되었고 상처에 바르기도 한다. 내가 생각했던 것 이상으로 효과는 있어 보인다. 그래서 혹시 필요할지도 모르는 사람과 나누고 싶어서 요료법에 대한 내 생각을 적어본다.

요료법은 해볼 만한 가치가 있는 자연요법 중 하나다. 무엇보다 돈이 들지 않고, 마음만 먹으면 언제 어디서든 누구나 할 수 있다는 매우 큰 장점이 있다. 방법도 쉽다.

그냥 아침 첫 오줌을 조금 버리고 중간 오줌을 마시면 된다. 가능하면 오줌을 받자마자 마시는 것이 좋으나 시작 단계에선 식혀 먹는 것도 한 방법이다. 맛을 중화시키기 위해 물이나 주스로 희석해서 먹어도 된다.

요료법에 관한 책을 보면 대부분 오줌에 대한 편견과 오해를 해소하는 데 할애되어 있다. 오줌은 결코 더럽지 않다. 더욱이 오줌은 많은 의약품의 원료가 될 정도로 이로운 성분이 많다.

요료법은 고대로부터 내려온 전 세계적인 자연요법 중 하나로 문서를 통해서도 전해져 왔고, 세계 요료법 학술 대회도 여러 차례 개최되었다.

요료법 신봉자들은 먹는 것에 그치지 않고 몸에 바르거나 머리도 감고 눈, 귀, 코를 닦아내기도 한다.

나 역시 요에 대한 편견이 없다고 생각했지만 먹어도 좋다는 생각은 못했다. 요료법에 대한 체계적인 책을 읽으니 처음보다 훨씬 먹기가 편해졌다. 아마도 무의식 속에 요에 대한 편견이 남아 있었나 보다.

밑져야 본전 아니겠는가?

돈이 드는 것도 아니고, 따로 시간을 낼 필요도 없을 뿐만 아니라 생각만 바꾸면 되니 너무나 쉽다. 현재 질병으로 고통 받고 있는 환자라면, 또한 신속히 치유되어야 하는 중증 환자라면 요료법을 시도해 보라고 권하고 싶다.

오줌은 약이 아니다. 오줌은 인체의 모든 상태를 반영하기 때문에 인체 정보를 갖고 있다. 따라서 이 정보를 다시 몸에 넣어줌으로써 우리 몸은 그것을 교정하기 위해 자연스럽게 더욱 열심히 일하게 되어 그 결과 모든 병이 치유되는 것이 요료법의 원리다.

오줌에는 자연치유력을 돕는 성분이 있다. 그러나 이보다 더 중요한 치유역할은 내 몸속의 자연치유력을 채찍질해 주는 것이다.

그래서 나는 특별한 변수가 생기지 않는 한 아침에 일어나자마자 첫 오줌을 매일 마실 생각이다. 그리고 어쩌면 내가 오줌으로로 머리를 감을 날이 멀지 않았다고도 생각한다. 비누를 쓰지 않아도 되니 자원도 절약하고 경제를 살리는 데 기여하리라는 생각이 들었다.

얼마 전부터 아침을 거르고 두 끼 식사를 시행하고 있는데 가끔 일을 하다 보면 배가 쉬 고플 때가 있다. 그러나 요료법을 시행한 후부터는 그런 생각이 많이 줄어들었다.

그리고 삶의 결과로 생겨나서 아직도 남아 있을지도 모르는 질병의 잔재들을 잠재우는 데 도움이 되도록 계속 요료법을 할 생각이다. 또 자신보다는 타인을 위해 강의하고 여러 방면으로 신경을 쓰면서 내 몸을 불가피하게 혹사해야 할 때 숯가루나 죽염보다는 요를 선택하겠다.

왜냐하면 돈이 하나도 들지 않으니까.

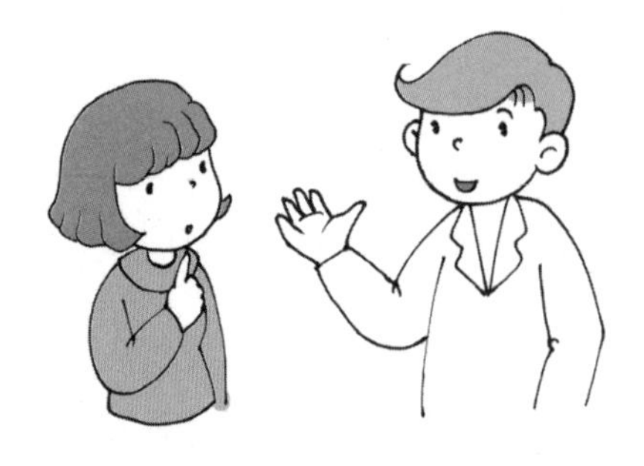

요료법의 이로운 점을 사람들에게 알리고 싶다

이영미 | 내과전문의

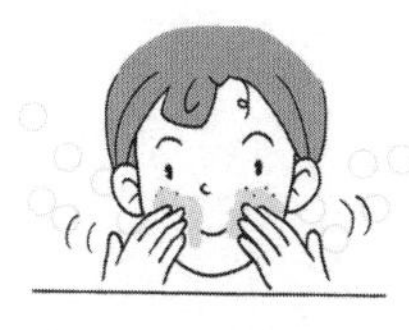

한국MCL 김정희 회장님으로부터 요료법에 대해 전해 들었으나 당시 병원을 운영하고 있던 나는 요료법을 공부해 보겠다는 생각만 품은 채 그 진가를 모르고 지내 왔다.

그때 요료법을 전해 듣고 곧바로 실천하지 못한 이유는 '현대의학을 공부한 내과전문의가 교과서 어디에도 없는 요료법을 어떻게 시행하며 또 어떻게 오줌을 마실 수 있을까' 하는 두려움 때문이었다.

공부를 더 해보고 싶은 생각에 병원을 정리하고 미국으로 갔다. 새로운 환경과 학문에 대한 열정 등으로 과로가 겹친 탓에 몸은 쉽게 피로하고 여러 가지 이유로 가끔씩 몇 가지 약을 복용하며 지냈다.

필요한 서류를 준비하기 위해 잠시 한국에 나오게 되었는데 귀국 후 김정희 선생님과 연락이 되어 요료법에 대해서 다시 듣게 되었다. 돌이켜 생각해 보면 '하나님께서 미리 예비하신 일이 아닌가' 라는 생각이 들었다. 2년 전에도 요료법을 나에게 알려주셨으나 마음 문을 열지 못하고 지내던 차에 건강상태가 악화된 지금 다시 요료법을 알게 하여 주신 은혜에 놀라지 않을 수 없었다.

요료법연구회의 총무님이 보내준 『생명의 물』이라는 책을 단숨에 읽고 즉시 요료법을 시작하였다. 처음에는 도저히 삼킬 수 없어서 가글만 하였고, 다음날에는 얼음을 넣어 보았으나 양이 많아져 마시기가 더 힘들었다. 그래서 한 모금으로 시작하여 마시는 양을 조금씩 늘려 나갔다.

요료법을 시작하자마나 좁쌀 크기의 고름이 잡힌 종기가 얼굴 전체에 생기고 열을 동반한 발진과 부종이 얼굴에 심하게 나타나서 암스트롱이 권한 요단식을 시도하였다. 다른 음식은 먹지 않고 하루에 누는 오줌을 전부 마시는 것이 요단식이다.

요단식을 중지할 때는 세심한 주의가 필요한데 그것을 모르고 음식을 마음대로 먹어서 고생했으며 호전반응은 날이 갈수록 심해지다가 좋아지고 다시 심해지기를 두 달이나 계속했다. 특히 얼굴 부위에 심한 호전반응이 나타났기 때문에 좋다는 것은 모두 다 시도해 보았다.

독소가 빠져나가는 증거로 얼굴에 반응이 나타났다는 것을 알게 된 이후로 요료법의 실시방법과 과학적인 내용들이 자세하게 기록되어 있는 책을 읽기 시작했다.

요료법을 시작한 지 3개월이 지나자 전반적인 몸 상태가 좋아지고 얼굴에 나타나던 호전반응도 점점 가라앉았다. 현대 의학을 전공한 의사로서 몸에 나타나는 다양한 유익한 점들을 모든 사람들에게 알리고 싶은 마음으로 『의사가 권하는 요료법』을 세상에 내놓게 되었다. 이 책을 통하여 만성통증이나 원인이 명확하지 않은 병으로 고통받는 사람들이 도움을 받았으면 하는 마음이 간절하다.

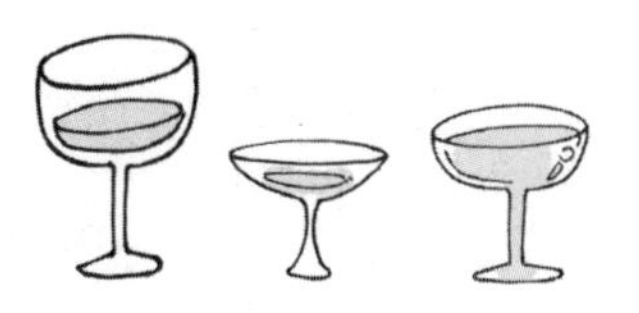

중풍이나 치매, 암의 두려움을 이기는 요료법

배은성 | 한의사, 종로구 영흥한의원 원장(한국자연건강회 고문)

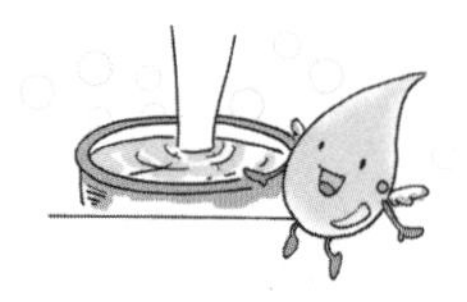

일본을 왕래하면서 니시건강법에 대해 알게 되었고, 직접 실천하고 있다. 건강한 신체를 유지하기 위하여 6대 법칙도 실천한다. 니시건강법에 관심 있는 몇 명이 모여서 '한국자연건강회'를 만들었는데 회원들은 적극적으로 자연요법을 실천하며 건강관리를 한다. 감기에 걸렸을 때 각탕이나 겨자찜질로 관리하면 2~3일 후에는 감기를 이겨낼 수 있기 때문에 약국이나 병원에 가지 않는다.

어느날 내가 살던 아파트에서 일하던 인부가 버린 담뱃불로 화재가 발생하는 사건이 일어났고, 이 화재로 나는 얼굴에 화상을 입고 의식불명인 채 금강병원으로 이송되었다. 병원에서 주는 항생제, 진통제, 신경안정제 등은 받기만 하고 먹지 않았다. 약 대신에 알로에를 화상부위에 바르며 2~3일 단식으로 관리를 하였다.

어느 정도 회복되어 퇴원을 할 즈음 요료법을 알게 되어 곧 시작하였다. 처음에는 오줌을 마시기가 번거로웠지만 얼마 전부터는 한결 수월해졌다.

요료법을 시작하고 6개월이 지나자 오른쪽 다리에 마비가 와서 힘들었는데 그 다음날은 왼쪽 장단지 부위가 거북해지더니 그 다음날은 오른쪽 대퇴골 근처가 빼근하게 아파왔다. 이상한 마음이 들어서 MCL 김정희 회장님에게 물었더니 호전반응이라며 상세하게 설명해 주셨다.

나이가 들면서 침침해진 눈을 매일 오줌으로 씻으니 좋아진다는 것을 느끼게 되었다. 이제는 중풍이나 치매, 암 등에 대한 두려움도 없어지고 천수를 다 할 줄로 알고 감사히 생각하며 니시건강법과 요료법을 계속할 생각이다.

한의학에서는 오래전에 오줌을 사용해 왔다

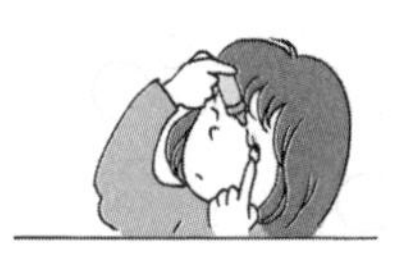

박태홍 | 한의사, 동심 한의원장

한의학에서는 오줌을 특별한 처방에 사용하는데 그러한 처방에 오줌이 빠지면 약효가 확실히 떨어진다. 그래서 그 약을 지을 때는 재료를 나무 밑에 쌓아 놓고 동네 아이들을 불러서 그곳에 오줌을 매일 누도록 하여 숙성시킨 다음에 약재로 사용하여야 약효가 제대로 나타난다. 현대 의학의 신약도 대부분 천연물에 존재하던 것을 찾아서 정제하여 사용하고 있지만 한약이라는 것은 단일성분이 아니고 여러 가지 복합적인 효능물질들이 상승작용을 하면서 생체기능을 조절해 준다.

중국, 인도, 일본, 한국에서는 효험을 보는 사람들이 많다

최필선 | 한의원장(서울시 대치동)

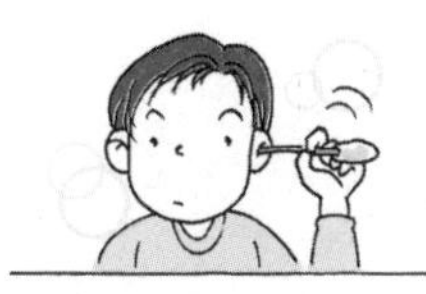

한의학에서는 오줌을 사용하는 처방이 있다. 예를 들면 인체의 내부구조를 상초(심장, 폐장), 중초(위장, 비장, 간장, 담낭), 하초(신장, 방광)로 구분하며 하초 즉, 신장과 방광이 약한 사람에게 있어 오줌은 매우 효과적이다.

오줌은 어혈, 타박상, 기침, 열, 기량(氣凉), 상처, 골절(骨折), 설창(舌瘡), 구강병 등에 매우 효과적이며, 자음강화, 울분을 삭이는데 좋고 폐기능이 약한 경우에도 좋다.

한방에서는 10세 전후의 남자아이의 오줌을 향부자 동변침(香附子童便浸)이라는 처방에 사용한다. 이러한 동양 의학의 역사적 배경에서 지금도 중국, 인도, 일본, 한국에서 많은 사람들이 자기 오줌을 음용하여 정력제, 암, 당뇨, 편두통, 소화기장애, 관절염, 피부병, 신경통, 비만 등의 치료에 사용하여 효험을 보는 사람들이 많다.

해외 의사들이 소개하는 요료법

Urine Therapy

현대 의학계 최초로 요료법을 정리한 암스트롱

암스트롱 | 내과전문의(영국 내과전문의)

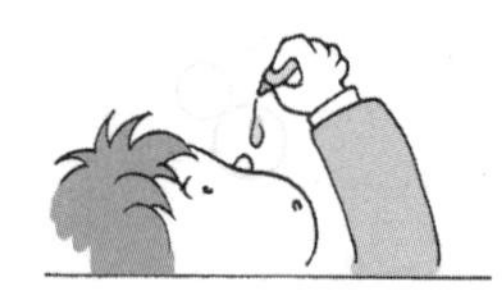

요료법을 말하면서 암스트롱(J. W. Armstrong, 1880~1956)을 소개하지 않을 수 없다. 현대 의학계에서 최초로 요료법을 책으로 정리한 의사다. 암스트롱은 영국의 내과전문의로 아들을 백혈병으로 먼저 보내고 현대 의학의 한계를 스스로 느끼면서 요료법에 관심을 가지게 되었다. 요료법으로 수천 명의 난치병 환자들을 치료한 암스트롱은 오줌보다 더 효과적인 치료약은 없었다고 말하였다. 암스트롱은 현대 요료법의 아버지로 불릴 만큼 훌륭한 업적을 남겼다.

특히 암스트롱은 1925년에서 1944년 동안 암과 폐결핵으로 고생하는 4만 명의 환자들을 치료하였다.

19세기 초에 잉글랜드, 스코틀랜드 그리고 아일랜드에서 『1,000가지의 주목할 사항』이라는 제목의 책이 출판되었다. 이 책에 다음과 같은 색다른 인용문이 실려 있다.

- 심신의 부조화에 일반적이고 훌륭한 치료법: 9일간 계속 아침에 당신의 오줌을 마셔라. 그러면 괴혈병을 낫게 하고 몸을 가볍게 하며 기분이 좋아진다.
- 앞에 얘기한 바와 같이 오줌을 마시면 수종과 황달에 좋다.
- 따뜻한 오줌으로 당신의 귀를 씻어라. 그러면 난청과 소음에 좋고, 다른 귓병에도 좋다.
- 당신의 오줌으로 눈을 씻어라. 그러면 안질을 낫게 하고, 시력을 맑고 좋게 한다.
- 오줌으로 당신의 손을 씻고 문질러라. 그러면 손 저림, 등창, 상처를 낫게 하고, 관절을 유연하게 한다.
- 새로 생긴 상처를 오줌으로 씻으면 효과가 좋다.
- 가려운 곳을 오줌으로 씻으면 낫는다.
- 항문을 오줌으로 씻어라. 그러면 치질과 다른 상처를 아물게 한다.

1965년에 출간된 『샐먼의 영국 의사』(Salmon's English Physician)에

서 인용한 내용은 다음과 같다.

인간과 대부분의 네 발 짐승은 오줌을 배설한다. 그러나 인간의 오줌은 주로 의학 약제나 화공 약품으로 사용된다. 오줌은 혈청이며 혈액중의 수분이다. 그것은 신장 동맥을 통하여 신장에서 분리되고, 몸의 효소에 의해서 오줌으로 바뀐다. 사람의 오줌은 따뜻하여 용해가 잘되고 소독력이 있으며 맛은 먹을 만하고 부패하지 않는다. 오줌은 간, 비장, 담낭 장애에 대한 내복약으로 쓰이며 또한 수종, 황달, 여자들의 언어 장애, 페스트 및 모든 종류의 악성 열병에도 쓰인다.

특히 금방 받은 따뜻한 오줌을 피부에 바르면 피부를 소독하고 부드럽게 한다. 비록 독(毒) 때문에 생긴 상처라도 소독하고 치료해 준다. 비듬을 치료해 주고 맥박에 바르면 신열을 가라앉힌다. 떨리고 저린 데나 마비 증상에 탁월한 효과가 있고, 비장 부위에 바르면 그곳의 통증을 덜어 준다.

오줌의 휘발성 염분의 효능 : 휘발성 염분(volatile salt)은 강력하게 산을 흡수하고, 병의 근원을 대부분 파괴한다. 그것은 신장 및 자궁 등의 모든 장애를 제거하고, 전체 혈액과 체액을 정화시킨다. 류머티즘과 우울증을 치료하고 간질, 현기증, 뇌졸증, 경련 편두통, 중풍, 빼근함, 마비, 움직일 수 없는 수족, 위축증, 임신 중의 발작증, 대부분의 감기 그리고 머리, 뇌, 신경, 관절 및 자궁의 습성 질병 등에 탁월한 효과가 있다. 여기에 대하증도 추가해야 한다.

신장과 배뇨관의 장애를 제거하고, 이들 기관의 주석에서 나타나는 응고를 용해시키며 요도 결석을 파괴하고 방출시킨다.

오줌은 배뇨 장애, 요폐증 및 요에 관계된 모든 장애에 대한 특별한 치료제가 된다. 우리가 오줌을 생명수라고 부르는 것은 이 정도에서 그치기로 하자.

이제 오줌의 가치에 대한 현대의 몇 가지 견해를 소개하겠다. 쟝 로스탕드(Jean Rostande) 교수는 호르몬으로 알려진 물질의 생물학적 의미를 강조하고 있다. 1,250자로 된 그의 논문 요지는 다음과 같이 요약할 수 있다.

호르몬 활동에 관한 최근의 발견은 호르몬 연구 즉 호르몬 중 어떤 것은 신장에 여과되어 오줌으로 배출된다는 것에 거의 혁명적인 변화를 가져왔다. 다수의 뇌하수체 호르몬, 부신 호르몬 및 성 호르몬이 정상의 오줌에서 발견되었다. … 따라서 호르몬 비뇨과학의 등장은 광범위한 중요성을 가지게 되었다. 오줌은 실제로 무한량의 기본 물질을 제공해 준다. 치료의 견지에서 볼 때 인간 호르몬의 이용은 인체조직에 크게 영향력을 줄 것이다.

따라서 많은 고대인들은 극찬했으나 근대인들은 오해했던 오줌은 이제 우수한 가치를 지닌 마법을 가진 약으로 등장하게 되었다. 오줌에는 상상할 수 없는 중요한 성질의 물질이 함유되어 있으며, 이것은 엘리스 바커가 "우리의 신체는 가장 경이적인 약을 증류해 내며, 가장 완벽한 혈청과 항체를 만들어 낸다"고 기술함으로써 입증하였다.

약제사이며 의학 박사인 윌슨 더치먼(Dr. T. Wilson Deachman Ph. C. Md.)의 자료에서 몇 가지를 인용하겠다.

오줌의 성분은 환자의 병리학적 상태에 따라 변화함으로 그 효능은 외상(골절 등)이나 기계적인 성질의 질병을 제외하고 모든 형태의 질병에서 나타난다. 그것은 3천여 가지나 되는 의약품에 지시된 치료법을 선택하는데 있어서 의사가 범하게 되는 실수를 면하게 해준다. … 몸 내부의 치유력으로 고칠 수 없는 것은 외부의 힘으로도 고칠 수 없는 것이다.

실패는 했지만 에베레스트 등산 계획을 세웠던 고 모리스 윌슨(Maurice Wilson)이 가지고 있던 병에 대한 면역력과 활력의 원천은 오줌을 마시면서 행한 여러 번의 단식과 피부 마사지 덕택이라고 말했다. 그가 등산을 시도하기 전에 접촉하였던 티벳의 라마승과 요가 수도자들은 오줌을 마심으로써 장수한다고 주장했고, 보통 사람이 시도하기 어려운 사막을 횡단할 수가 있었다.

지난 세기에는 자신의 오줌을 마시는 것이 황달 치료법이었고, 의사 중에는 오줌을 황달의 처방약으로 사용하기도 했다. 어떤 환자는 자신이 소년이었을 때 조부가 의사의 권고에 의해 앓아누운 4일 동안 오줌을 모두 마심으로서 황달을 치료한 일이 있었다고 들려주었다.

집시들 사이에서는 수세기 동안 오줌이 건강을 만들어주는 보약이라고 알려져 왔다. 그들은 신장염, 수종 및 다른 질병의 치료를 위해서 대량의 소 오줌을 마셨다. 나는 돌셋 지방의 한 농부를 만난 적이 있는데, 그는 60년 동안 매일 2리터 정도의 우뇨(牛尿)를 마셨다고 하였다. 당시 그는 허리가 꼿꼿한 80세의 노인이었다.

알코올 중독으로 생긴 신장염 환자가 우뇨요법을 실시하여 실패한 경우를 알고 있기 때문에 우뇨는 자신의 오줌보다 좋지 않다고 생각한다. 반면 고대 희랍인들은 상처 치료에만 오줌을 사용하였다. 에스키모인들은 오늘날까지도 같은 방법을 시행하고 있다.

"비교적 근세에 요료법을 시행한 사람이 있는가?"라는 질문이 있을 수 있다. 다른 사람은 차치하고 리즈 하로게트시의 치안 판사였던 고 박스터(W. H. Baxter. J. P.)는 자신의 오줌을 마셨을 뿐만 아니라, 많은 논문을 썼다. 고령까지 생존했던 박스터는 농축시킨 형태로 자신의 오줌을 바르고, 또 마심으로서 암을 치료했다고 발표하였다.

박스터는 요료법으로 다른 질병도 치료했다고 덧붙였다. "오줌이야말로 현존하는 가장 우수한 방부제"라고 주장한 박스터는 질병을 예방할 목적으로 매일 세 컵의 오줌을 꾸준히 마셨다. 또한 오줌을 눈을 건강하게 하는 약으로 사용했고, 면도를 한 후에는 화장수로 사용하고, 상처, 종기, 부스럼 등에 사용할 수 있다고 주장하였다. 오줌이 변비 완화제로 탁월하다고 설명한 박스터는 짧은 기간이었지만 나의 환자였기 때문에 그의 진실성을 보증할 수 있다.

그러나 위에 언급은 안 했지만 박스터는 치료 기간 중 오줌과 물만으로 단식을 하였다. 이 책을 읽는 여러분도 알게 되겠지만 요단식은 적어도 중병의 치료에 필수적인 부분이다. 얼마 전까지만 해도 고급 화장비누의 한 종류는 탈수염과 우뇨의 지방으로 만들었고, 고가의 화장품 중에도 사람의 오줌에서 추출한 호르몬을 함유한 것이 있다. 나에게 이 정보를 알려준 사람은 약사였다.

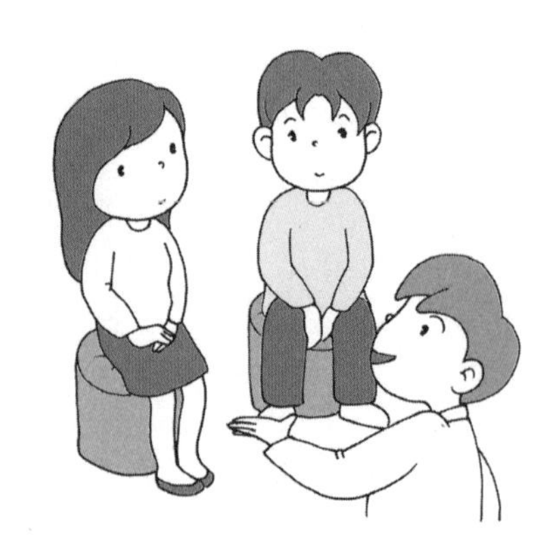

신이 주신 놀라운 선물, 오줌으로 생명을 구하는 의학박사

G. K. 다커 | 의학박사(인도)

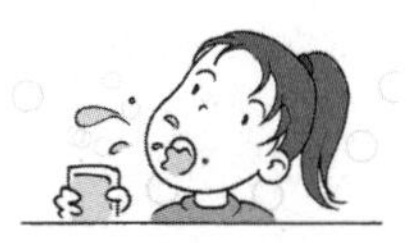

대부분의 사람들은 오줌을 인체의 배설물이나 유해물질이라고 알고 있다. 만일 그것이 진실이라면 인도의 데사이 전 수상이 25년에 걸쳐 오줌을 마시면서 어떻게 오래 살았겠는가? 그는 장수했을 뿐만 아니라 그 누구보다 건강했다.

망망대해에서 조난을 당하거나 사막 한가운데에서 위기상황에 처한 사람이 자기 오줌을 마시고 생존한 경우가 많다. 여러 나라 정부가 자국 병사들에게 음료수가 부족할 때는 오줌을 마시라고 권하고 있다는 사실은 무엇을 의미할까?

의학박사인 나는 4년 이상 요료법을 직접 경험하면서 지병을 고치고 건강하게 지내고 있다. 그래서 가족들에게도 적극 요료법을 권한다.

일본, 중국, 미국, 스위스 외의 유럽 여러 나라에서 실시한 수많은 임상 실험결과 오줌은 요소 외에 여러 가지 효소와 비타민, 항원, 항체, 아미노산, 염, 무기물, 일산화탄소, 이산화탄소, 색소, 탄수화물, 호르몬 등이 다량 함유된 혈액의 액체 부분이라는 것이 밝혀졌다.

굳이 근대 의학적으로 생각해보면 요료법은 박테리아 감염이론과 밀접한 관계가 있다고 볼 수 있다. 오줌 중의 박테리아는 모든 질병에 효과가 있다는 것이 증명되었다. 캘리포니아 대학의 알렉산더 그레이저 박사와 스톡커 박사는 쓸모없는 체외배설물로 취급되던 오줌 안에 황달에 관여하는 노란 색소가 있는데 항암, 노화방지, 염증제거에 효과가 있으며 심장병을 일으키는 조직의 손상을 없애주는 데도 유용한 역할을 한다는 사실을 발견했다.

인체를 완전한 것으로 생각하지 않는 것이 현대 의학의 최대 결점이며, 그 결과 심장이나 신장 등이 기능을 할 수 없게 되면 이식하는 현상이 생기게 되었다. 더욱 나쁜 것은 박테리아나 바이러스가 원인으로 생기는 병을 항생물질만으로 치료하려다 보니 인체의 다른 생명력에 악영향을 미치게 되는 것이다.

항생제가 악성질환을 앓고 있는 환자의 소화 세균에 영향을 끼쳐 또 다른 병을 유발하게 되는 것이 그 일례다. 그래서 의사는 악화된 병을 치료하기 위하여 또 다른 강력한 항생제를 찾기 때문에 악순환은 지속된다.

에이즈를 연구하는 알렌 박사가 "의학 관계자는 현대 의학에서 널리 사용하는 화학요법, 항생물질, 방사선을 사용하면서 무의식적으로 보다 강력한 전염성이 있는 암 박테리아(또는 바이러스)를 유발하게 된다."고 했다.

인도인들은 소의 오줌에 놀라운 의학적인 효과가 있다는 것을 알고 있다. 제약사인 Pragjibhai Rathodqkr는 연구를 통해 소의 오줌에 스테로이드가 함유되어 있다는 것을 발견하였다. 따라서 우리의 오줌에도 스테로이드가 함유되어 있다는 것을 확신한다. 이것이 의학의 비밀이다.

우리는 스테로이드가 이 시대에 가장 삼가야 할 약의 일종이라는 것을 잘 알고 있다. 부작용은 국제적으로도 널리 알려져 있다. 하지만 나는 장기간 대량의 오줌을 마셨지만 아무런 부작용도 없었다. 왜냐하면 오줌에 있는 스테로이드는 합성 스테로이드와 달리 위험하지 않은 천연제이기 때문이다. 언젠가는 올림픽 선수가 조악한 스테로이드 대신 부작용이 없는 자기의 오줌을 마시고 건강을 다스리게 될 날이 도래할 것이다.

네덜란드의 과학자는 최근 사람의 오줌에서 건강 장수 역할을 하는 생리활성물질을 발견했다고 발표했다. 이 발견은 의학계에 큰 혁명이 될 것으로 기대가 된다.

의사인 존 폴카이시는 1940년대에 요료법에 관한 연구를 했다. 그는 논문에 "3년 간 많은 환자들에게 요료법을 실시했으나 누구도 부작용 때문에 고생하지 않았다. 그래서 나의 경험을 공표하기로 했다."고 쓰고 있다.

뉴욕의 록펠러 재단에서 사람의 오줌에는 콜레라균, 살모넬라균, 디프테리아균, 파상풍균의 항체가 존재한다는 것을 발견했지만, 현재의 의학, 약학 세계에서는 무료인 인체의 자기산물, 즉 오줌의 진귀한 약효는 건강산업에 이익창출이 되지 않는다는 이유로 한정된 사람들에게만 알렸을 뿐, 널리 공표하지 않았다.

최근에 와서 일본과 중국은 오줌에서 유로키나제란 유용한 물질을 추출하여 외화를 벌어들이고 있다. 유로키나제는 심장이나 폐질환을 일으키는 혈전을 용해하는 데 효과가 있다. 4명의 미국 의학박사들이 발표한 논문에 의하면 유로키나제는 사람의 오줌에서 추출한 고가의 약이다. 신이 무료로 주신 선물인 놀라운 오줌은 생명을 돕는 약으로 생산되어 비싼 값을 치르고 사용해야 한다. 이렇게 효과 있는 약의 창조주가 바로 자기 자신인데 왜 오줌을 먹지 않는 것일까?

최근 일본에서는 임산부의 오줌에서 에스트로겐과 프로게스테론이 증가하는 것을 알게 되었다.

일본이나 스칸디나비아 등 여러 나라에서 행해진 과학적 조사에 따르면 사람의 오줌은 암, 결핵, 폐 또는 심장혈관병 등을 치료하는 자연치유력을 높여준다는 사실을 밝혀냈다.

이런 사실이 발표된 의학지와 논문들은 다음과 같다.

「미국 심장학회」의 과학 부문에 "사람의 요에서 추출한 물질을 혈전이 원인으로 입원한 환자에게 처치하였다. 그 추출물은 '유로키나제' 라고 한다. 오줌은 혈액중의 혈전을 녹이는 물질을 활성화 시킨다."고 셰리 박사는 중증인 결핵환자나 폐색전증 등 200가지의 실험들을 예로 밝혔다.

사이언스 다이제스트는 "정상인의 오줌에는 니트로글리세린과 같은 강심제 성분이 들어 있다는 것이 알려져 심근에서의 관상혈액을 증가시켜 일어나는 인두통의 치료에 사용 되었다."고 밝히고 있다.

미국 아틀랜타 시의 「미국실험생화학 정기회」의 논문에 '인뇨(人尿)의 암세포에 대한 작용' 이라는 제목으로 발표된 자료에 의하면 두 명의 연구자는 "우연히 'DIRECTIN' 이라는 요추출물을 발견하고 그것을 배지에 심었더니 시험에 사용한 암세포가 굳어 일직선 대열을 형성하는 것을 보았다."고 밝혔다.

하지만 반세기가 지난 지금까지 이 분야에서의 뚜렷한 진보가 없는 것은 요료법이 돈을 벌수 없는 연구이기 때문이라 생각된다.

요료법의 선구자가 된 베아트리체 바넷 박사

베아트리체 바넷 | 척추신경전문의, 자연요법학

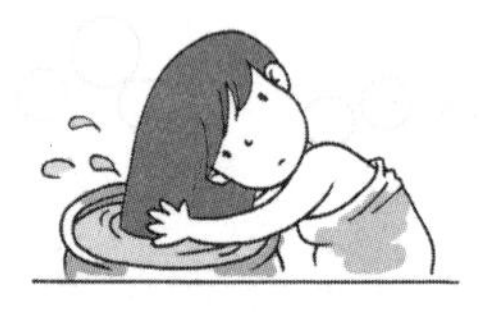

베아트리체 바넷은 스위스에서 태어나 미국에서 척추 신경 전문의와 자연요법학 등 두 개의 박사 학위를 가진 여성이다. 친구의 어머니가 암으로 사망선고를 받고 퇴원하였는데 그 집에 찾아온 문병객이 요료법을 권유한 것이 계기가 되어 본인도 시도하게 되었다. 그 후 이 암환자가 모든 사람들의 예상을 깨고 다시 일자리로 돌아오게 된 것을 보고 감동을 받은 바넷은 서점에서 요료법에 관련된 책을 모두 수집했다.

요료법에 확신을 갖게 된 바넷은 스스로 요료법을 실천하게 되었고 드디어 미국에서 요료법의 선구자 역할을 하게 되었다.

1987년 『요료법의 기적(The Miracle of Urine Therapy)』과 『요료법(Urine Therapy)』을 출간하게 되었고 뉴욕, 플로리다, 마이애미에서 요료법 강연회를 주최하였다.

또 1990년부터 라이프 스타일 연구소에서 '라이프 스타일 뉴스(Lifestyle News)'를 연 4회 정기적으로 발간하기도 했다. 바넷은 자신의 건강상태와 기분에 따라 오줌의 양과 횟수를 조절하는데 하루도 거르는 날이 없으며, 눈, 코, 귀 등에도 사용하고 피부 마사지도 하였다. 바넷의 손은 아기 손처럼 곱고 부드러울 뿐만 아니라 피부 또한 맑고 깨끗하게 유지하고 있다.

바넷의 남편은 아메리카 인디언으로 인디언의 관습에 따라 오줌을 피부에 바르고 있었는데 바넷을 만난 후부터는 매일 오줌을 마시게 되었다. 오줌을 마신 후부터 머리카락이 윤기가 흐르고 색이 짙어질 뿐만 아니라 건강도 몰라보게 좋아졌다고 했다. 또한 결혼식날 신랑 신부가 서로의 오줌을 바꿔 마시는 인디언의 풍습이 있는데 바넷 부부도 이 의식을 치렀다고 했다.

"6년 이상 요료법을 하면 스스로가 얼마만큼의 오줌을 필요로 하는지 느낄 수 있다"고 한 바넷의 말처럼 요료법은 건강한 육체만을 목적으로 하는 것이 아니라 정신세계에도 큰 영향을 미치는 모양이다.

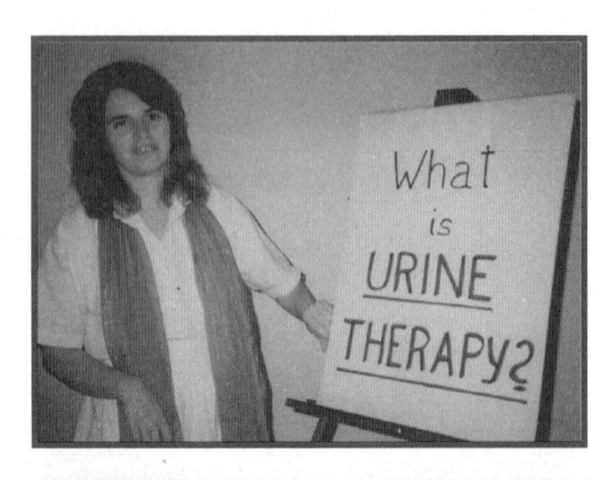

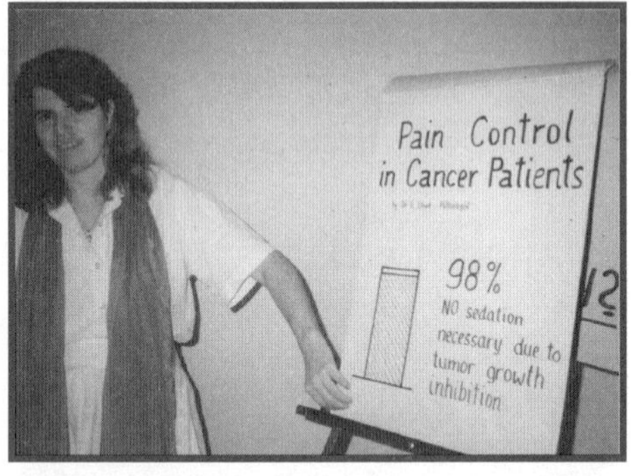

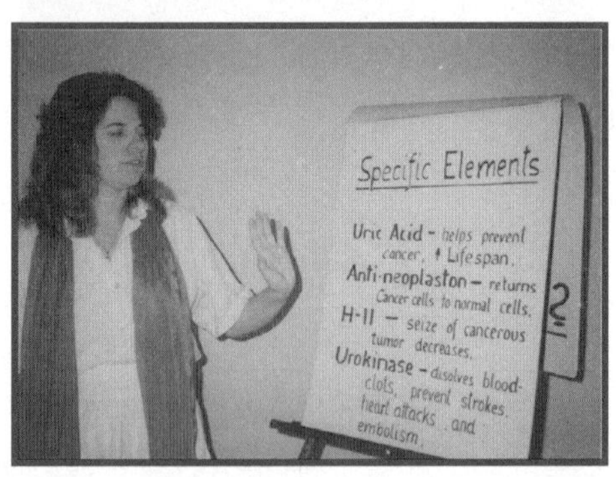

〈요료법에 관하여 설명하는 베아트리체 바넷 박사〉

40년 이상 고생했던 관절 류머티즘을 요료법으로 완전히 치유한 내과 원장

이꾸다 히데오 | 이꾸다의원 원장

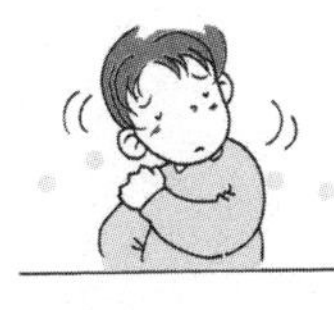

태평양 전쟁 말기, 중국에 있을 때 나는 파상풍열(가끔 고열을 내는 전염병)이라는 병과 관절 류머티즘에 걸렸다. 지속적인 치료로 파상풍은 완치되었으나 관절 류머티즘은 계속해서 나를 괴롭혔다.

관절 류머티즘은 관절이 붓고 통증을 동반하며 근육통에 전신 권태감 등의 증상이 나타나는 무서운 병이다. 관절 류머티즘은 원인이 정확하지 않기 때문에 완치법도 없으며 그 후 일본에 돌아와 약을 먹거나 여러 가지 치료를 받았지만 차도가 없었다.

그런데 지난해 3월 의학 잡지에서 야마나시현 고후시의 나까오 료이치 의사의 기사를 접하게 되었다. 그 기사 내용은 나까오 선생의 인뇨(人尿)에 의한 만성 관절 류머티즘 치료의 임상보고였다.

나까오 선생은 건강잡지에도 요료법을 소개하고 있었기 때문에 사람들에게 널리 알려져 있었다. 잡지에는 관절 류머티즘 등의 환자가 자신의 오줌을 마시고 병이 극적으로 호전되었다는 예가 적지 않다고 보고하였다. 그래서 나는 관절 류머티즘 환자로서 이를 실험해 보려고 마음먹었다. 그러나 처음에는 망설여졌다. '자신의 몸에서 나온 것이라 해도 오줌은 오줌인데…' 하는 생각 때문이었다.

그러나 나는 결심했다. 나까오 선생은 1회 마시는 양으로 한 잔 분량인 약 180㎖를 권했지만, 80세를 넘긴 나는 그렇게 많은 양의 오줌이 나오지 않았다. 그래서 나오는 양 만큼, 약 50㎖ 정도를 마시기로 했다. 나는 오줌을 약이라고 자기 체면처럼 계속 생각할 수밖에 없었고, 단숨에 마셨다.

처음에는 새콤한 맛과 함께 냄새가 났지만 마시고 난 뒤에는 입으로만 숨을 쉬고 곧바로 준비해 두었던 물을 입에 머금어 입 안을 헹궜다. 이렇게 하니 오줌을 마신 불쾌감이 곧 없어졌다.

오줌을 마신다는 것이 처음에는 달갑지 않았지만 곧 습관적으로 마시게 되었다. 요료법을 시작하자마자 효과는 의외로 빨리 나타났다. 하루 한 번의 요료법으로 열흘이 지났을 무렵, 지금까지 40여 년 동안 나를 괴롭히던 관절 부위의 통증이 사라졌다.

이를 계기로 나는 그때까지 먹고 있던 관절 류머티즘 약을 복용하지 않게 되었다. 그리고 요료법만을 계속한 결과 관절 류머티즘의 증상은 거의 사라졌다. 혈액 검사 등의 과학적 진단을 해 본 것은 아니지만 자각증상에 의한 자기 진단을 해본 결과 관절 류머티즘은 거의 호전되었다고 생각한다.

그 후 4개월 동안 요료법을 계속하다가 중단했지만 관절 류머티즘 증상은 더 이상 재발하지 않았다. 만약 언제든지 필요를 느끼면 요료법을 다시 시작할 작정이다.

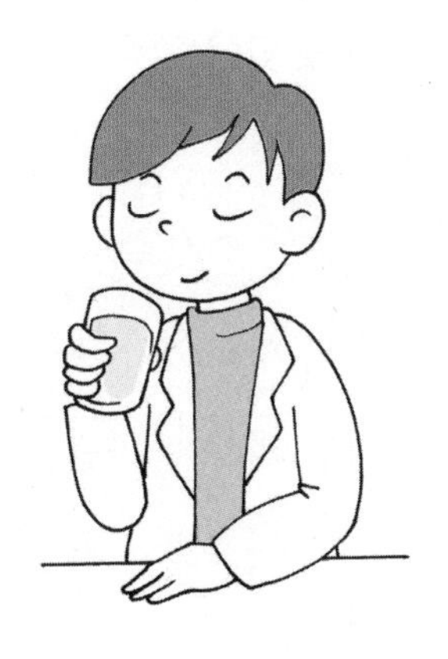

요료법으로 좌골 신경통이 완전히 사라진 내과 의사

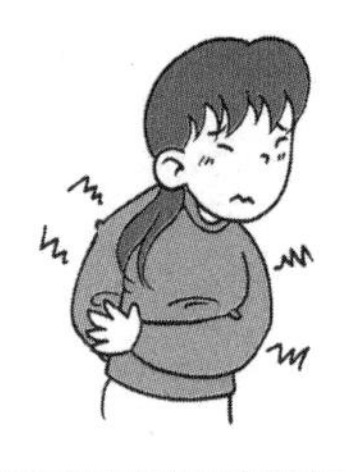

이주아타가와 | 전문의, 세이와 병원 고문

나까오 선생이 의학 잡지에 쓴 요료법 관련 글을 읽게 된 것은 지난해 봄이었다. 당시 나는 시즈오카현 시모따시의 온천 병원 원장이었으나 글을 읽고 가슴에 와 닿는 게 있어서 바로 전화를 하여 면담 약속을 했다. 다음날 이른 아침에 고후시의 진료소에 있는 선생을 방문했다.

나는 의사로서 나까오 선생의 말을 듣고 요료법을 실시한 최초의 사람이다. 나는 환자들의 고통을 경감시키고, 부작용만 없다면 의사는 어떤 치료법을 사용해도 좋다고 생각하고 있다.

그 치료법이 효과가 있는지 이론적으로 정립되지 않는 한 사용할 수 없다는 의사들도 있지만 인체는 아직까지 미지의 부분으로 남아 있는 부분이 많다. 이론이나 확증만 앞세우며 눈앞의 환자를 죽게 버려두는 것은 있을 수 없다. 효과가 있다는 사실, 치유된다는 사실만 있다면 그것을 우선 존중하는 것이 임상의로서 취할 수 있는 길이라고 생각한다.

요료법도 왜 효과가 있는지 아직은 상세히 해명되지 않았지만 몇 천 년 전부터 인류가 이를 행해 온 사실이 있고 그 효능이 여러 가지 있다고 전해지며 해가 없다는 것만은 확실하기 때문에 시도할 가치가 있다고 생각한다.

온고지신이라고 공자가 이야기했듯이 바로 요료법이 그러한 뜻에 적합한 의료법이라 생각한다. 나까오 선생과 여러 가지 얘기를 나눈 후 요료법에 사로잡혀 의기투합하자는 결심으로 돌아왔다. 그리고 환자들에게 권하기에 앞서 먼저 자신이 해보지 않으면 안 되겠다는 생각이 들었다.

다음날 아침 화장실에서 제일 좋은 찻잔에 오줌을 가득 채워서 단숨에 마셨다. 숭늉에 소금을 넣은 것 같은 맛에 냄새는 거의 없었다. 나는 그 시기에 목이 찌르는 것 같은 통증과 불편함을 느끼고 있었고 가래도 조금 나왔으나 오줌을 마신 후부터는 통증이 사라졌을 뿐만 아니라 몸이 따뜻해지고 가벼워짐을 느꼈다. 또한 조금씩 느끼던 좌골 신경통이 요료법을 시행하고 2

주일이 지나자 깨끗이 사라졌다.

난치병일수록 요료법이 필요하다

이후 나는 환자들과 지인들에게 요료법의 효과를 설명하고 권하기 시작했다.

"당신은 지금 건강상태가 좋은가요? 가족이나 지인들 중에 오랫동안 질병을 앓고 있는 분은 없습니까? 만일 그런 분이 있다면 요료법을 권하십시오."

아침에 일어나자마자 처음 나오는 약간의 오줌을 버리고 중간부터 컵에 조금(100㎖ 정도) 받아 즉시 마시면 어려운 병이 차츰 호전되어 고통이 사라지게 된다고 권한다.

이 요법을 열심히 권하고 있는 나까오 선생은 전국에서 배달되는 수백 통의 감사 편지를 복사해서 내게도 보내준다.

오줌은 혈액이 신장에서 걸러진 것으로 호르몬, 항생물질 역할, 해독작용을 하는 물질 등이 함유되어 있어 여러 가지 신비하고 불가사의한 작용이 있는 것이 임상으로 확인되고 있다.

인도에서는 요료법이 수천년 전부터 행해진 것이고 인도의 전 수상이었던 데사이도 매일 마셨다고 한다. 이런 요법이 있다는 것을 알고 있는 것만으로도 만일의 경우 크게 도움이 될 것이다.

오랫동안 병원에 다녀도 잘 낫지 않고 스테로이드, 호르몬, 항생물질 등 현대 신약으로 낫지 않고 오히려 나빠졌을 때는 요료법을 시행해보라고 권하고 싶다. 만성병에도 좋거니와 예방의학적으로도 효과가 높다.

'이유 없이 피곤하다, 어깨가 아프다, 허리가 아프다, 손이 저리다' 이럴 때 오줌을 마시면 자기도 모르게 좋아진다는 것을 느끼게 된다.

엉뚱한 말을 한다고 생각할지 모르겠지만 국가의 의료비 예산이 너무 많다는 것을 감안한다면 묵과할 수 없는 일이다.

나는 이러한 다양한 방식으로 매일 환자들에게 요료법을 알리고 있다. 특히 현재 여간해서 낫지 않는 병을 앓고 있는 독자라면 용기를 내서 오줌을 마시라고 권하고 싶다.

그리고 피로회복은 어떤가? 식욕은 어떤가? 변통은 어떤가? 잠은 잘 자는가? 어깨 결림, 요통, 여성이라면 생리불순은 어떤가? 등 그 효과를 확인해 보라.

마지막으로 한마디 한다면 만성병은 부자연스런 생활의 결과로 나타나기 때문에 평소 자기생활을 반성해보고 개선하는 것이 무엇보다도 중요하다. 예방은 치료를 이기기 때문이다.

당뇨병을 치유하기 위하여 요료법을 시행하는 심장외과 의사

오리하다 히데오 | 일본의학 협회의장, 도쿄여자의과대학 명예교수

혈액 성분을 면밀히 조사한 후 알게 된 병

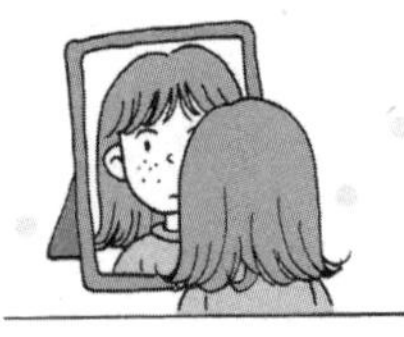

나의 병력에 대해서 간단히 소개한다. 지금부터 7년 전, 작은 문자를 보면 오른쪽 눈의 중심이 흐리게 보여 근무처인 대학병원 안과에서 진료를 받았다. 결과는 당뇨병성 망막증이라는 진단이었다.

비만을 조심하는 등 나름대로 세심한 주의를 했지만 결국 당뇨병이 발생하고 말았다. 나의 경우, 오후 3시쯤 혈당치가 412가 되는 중증의 당뇨병이었다(보통은 150~100mg). 입원을 해서 하루

1400kcal의 식사요법을 시작했다.

결국 당뇨병 치료의 기본은 혈당치를 정상에 가까운 상태로 조절하기 위한 것이기 때문에 혈당치를 높이지 않는 방법으로 1회의 식사를 줄여 두 번으로 나눠서 먹었다. 이렇게 했더니 식후 혈당치가 급속히 상승하는 것을 막는데 어느 정도 성공했고, 췌장에서 나오는 인슐린 양이 적은 상태에서 혈당을 처리할 수 있게 되었다.

혈당치가 잘 조절되어 2개월 예정이던 입원 일정을 1개월로 앞당기게 되었다. 이 식사요법은 그 후로 계속하고 있으며 외식을 할 때도 밥이나 빵과 같은 당질은 반으로 줄이고 집으로 돌아와서 크래커 등으로 나머지 당질을 보충하는 방식을 취하고 있다. 현재의 혈당치는 공복에 109mg, 식후에는 170mg으로 정상치에 가까운 범위를 유지하고 있다. 물론 요당도 없다.

그러나 망막증을 일으킬 정도로 오랜 기간 혈당치가 높은 상태가 지속되었기 때문에 신장에 영향이 미쳐서 당뇨병성 신증후군이 합병되어 식사요법으로 조절하고 있는 상태다. 그래서 신증후군의 상태를 확인하기 위해서 매월 혈액검사를 받고 있다. 신증후군에 특히 관계가 있는 것은 BUN(혈중 요소 질소), 크레아티닌(크레아티닌과 BUN도 신장에서 배설되는 노폐물, 신장의 기능이 저하되면 요 중의 배설이 줄고 혈액 중에 많이 남게 된다)이지만 다른 여러 가지 혈액 중의 성분에 대해서도 조사하고 있다.

이와 같은 상태로 생활하고 있던 올 3월쯤, 내가 근무하던 도쿄여자대학 의과대학에 있다가 지금은 개원을 하고 있는 사노가마따로 선생을 만날 기회가 있었는데 그 분에게서 요료법을 권고 받았다.

사노 선생은 자신도 요료법을 하고 있으며 당뇨병에도 효과가 있으니 꼭 해보라고 설득했다. 진솔한 권유에 한번 해봐야겠다는 생각이 들었고, 오줌을 마시면 혈액상태가 어떻게 변하는지 관찰하고 싶었다. 무엇보다 인체실험적인 관심에서 자신의 몸으로 직접 연구하고 싶은 마음이 앞서기도 했다.

요료법을 시행한 후 4개월이 될 때까지 매월 실시한 혈액검사 데이터에는 아무런 변화가 없었다. 시행 전의 검사치와 현재의 검사치가 거의 같았다. 이것으로 짐작했을 때 적어도 오줌을 마시고 혈액의 상태가 나쁘게 변하지 않는다는 것을 알았다. 다시 말하면 오줌을 마셔도 해는 전혀 없다는 것을 확실히 알게 되었다.

오줌은 혈액이 신장에서 여과된 것으로 본질적으로 깨끗한 것이므로 예상했던 대로였다. 그 후 고후시의 나까오 선생으로부터 요료법과 관련된 문헌을 받아보고는 여러 가지 효과가 있는 것을 알게 되었다.

여러 가지 효과에 대해서 충분한 해명은 없지만 혈액 안에 있는 여러 가지 유효성분들이 병에 대한 치유력을 갖고 있으며, 오줌에 들어 있는 것들을 마시면 소화관에서 흡수되어 몸의 자연치유력을 증강시키는 것이 아닐까라고 추측하고 있다.

오랫동안 약을 복용하고 있던 사람이 약을 끊고 요료법을 시작했다면 그 약의 부작용이 없어지는 효과도 함께 얻을 수 있다. 어떤 약이라도 오랫동안 복용하면 부작용이 나타나기 마련이며, 특히 잘 듣는 약효를 가진 약은 부작용도 강한 법이다.

그런 의미에서 요료법은 부작용이 없는 약이라고 보는 것이 좋다. 내 체험으로는 변통이 잘되기 때문에 그것만으로도 만족스럽다고 생각된다. 오줌에 대한 감각적인 저항감만 없앤다면 해는 전혀 없고 이로운 점만 있기 때문에 오랫동안 복용하면 확실히 그 효과를 볼 수 있을 것이다.

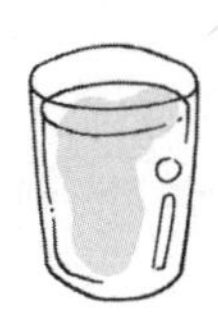

중증이던 저혈압이 요료법으로 치유되고 요통도 치유된 여의사

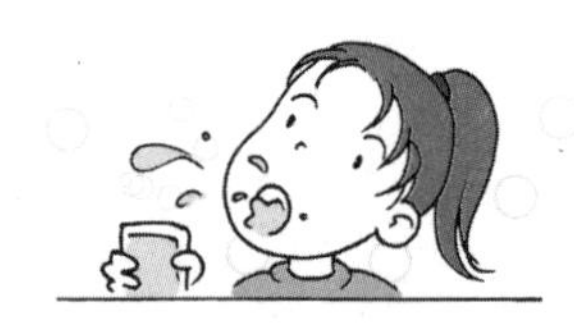

가와이 아끼꼬 | 산부인과 의사

내가 오줌을 마시기 시작한 것은 1992년 2월이다. 그로부터 얼마의 기간이 지났지만 오줌의 맛, 냄새는 아직도 좋지는 않다. 단숨에 100㎖ 정도 마시고 그 뒤에 물을 마신다. 그런 후에는 사탕 등을 먹고 코로 호흡한다.

이렇게 마시기 힘든 것을 왜 계속하고 있는가? 그 이유는 건강상태가 좋지 않았기 때문이다. 내가 오줌을 마시려고 생각한 것은 요통 때문이다. 오줌을 마시기 1년 전부터 허리에 통증을 느끼게 되었다.

처음에는 허리를 구부릴 때 통증을 느꼈지만 부엌일을 할 때나 서 있을 때는 아프지 않았다. 그러나 현미경을 들여다보는 일을 하면 허리 자세가 불편했다.

병원도 많이 방문한 편은 아니었고, 통증이 심할 때면 진통제를 먹고 곧 좋아지는 정도였다. 그러나 통증 상태가 점점 변해 갔다. 거의 매일 저녁 허리가 아파왔고, 이불 속에서 아픔을 덜기 위하여 다리를 이리저리 움직이지 않으면 안 될 지경이 되었다.

진통제는 그때그때 아픔을 덜어줄 뿐 근본적으로 요통을 치료하는 것은 아니어서 오줌을 마셔야겠다는 결심을 하게 되었다.

요료법이 여러 가지 병에 효과적이라는 것은 전부터 알고 있었다. 지인인 나까오 선생이 요료법을 소개했고 놀라운 결과를 얻는다는 말을 들었기 때문이다. 게다가 나도 오줌이 더럽지 않다는 것은 인식하고 있었다. 그 이유는 산부인과 의사로서 계속 환자들의 오줌을 현미경으로 보고 있기 때문이다.

오줌은 혈액을 여과한 것으로 결코 더럽지 않다. 오줌을 마시기 시작했지만 얼마간 아무런 변화가 없었다. 하지만 지속적으로 요료법을 시행하려고 노력했다. 그러던 어느날 통증이 없어졌다는 것을 알게 되었다. 약 3개월 정도 지났을 때였다.

그 후 반년쯤 지났을 때는 감기에도 걸리지 않는다는 것을 느끼게 되었다. 강한 체질이 되었다는 증거였다.

나는 어렸을 적부터 코나 목의 점막이 약해서 감기에 걸리면 1

개월 정도 기침을 계속하거나 코가 막혔다. 감기 때문에 일이 지체되는 경우가 한두 번이 아니었다. 감기에 걸리지 않는다는 것은 허리 아픔이 없어진 것 이상으로 기뻤다.

피부에 윤기가 돌고 맑아졌다

마흔 살을 넘기면서 친구들도 무릎 통증과 좌골신경통 등 몸에 고질병이 나타나기 시작했다. 나의 체험을 듣고 친구 두 명이 오줌을 마시기 시작했는데 재미있는 것은 나처럼 둘 다 3개월이 지나고부터 증상이 없어졌다는 것이다. 친구의 친구, 친척들도 요료법을 시작하고 그 수도 점점 많아지게 되었다.

하지만 오줌만은 절대로 마실 수가 없다는 친구가 있었는데 알고 보니 화장실이 수세식이 아니었다. 이런 환경에서는 오줌을 받아 마실 기분이 나지 않는다. 여성은 분위기에 민감하고 또 중요한 요인이 된다.

최근에 새롭게 알게 된 사실이 있다. 나는 혈압이 낮아서(최대 혈압 90mm, 최소 혈압 50mm 정도이고 때로는 40mm까지 내려감) 아침에 일어나기가 아주 힘들었다. 힘겹게 일어나서 식사 준비를 하려고 프라이팬을 꺼내다가 바닥에 주저앉은 적도 있는데 계속 주저앉고 싶을 때도 있었고, 남편과 아이들을 보내고는 식사도 제대로 하지 못하고 쓰러져 누울 때도 종종 있었다.

아침에 일어나는데 시간이 걸리는 것은 이전과 거의 같지만 오줌을 마시기 시작하고부터는 일어나는 것이 그렇게 힘들지 않다. 저혈압은 아직 치유되지 않았지만 거기에 따르는 불쾌한 증상은 없어졌다.

예전에는 진료가 끝나고 환자들이 진찰실을 나가면 얼굴을 들 수 없을 정도로 괴로울 때가 있었다. 그럴 때는 혈압 약을 먹고, 기분이 조금 나아졌었다. 그러나 최근에는 혈압 약을 먹지 않는다.

오랜만에 친구를 만났더니 보자마자 피부가 아주 좋아졌다고 했다. 피부가 맑아지고 좋아졌다는 것은 스스로도 느끼지 못하고 있었다. 건강을 되찾으면 피부에도 영향이 나타나는 것은 당연한 결과라는 생각도 들었다. 지금까지는 건강법 등에 별로 관심이 없었으나 이같이 간단하고 의학적으로도 신뢰가 가는 방법을 알게 되어 큰 복을 받은 것 같다.

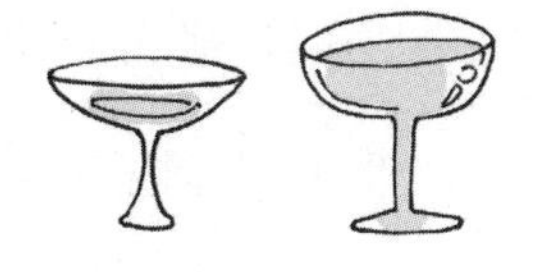

회복, 식욕증진, 정력증강에 요료법으로 효과를 본 위생학 교수

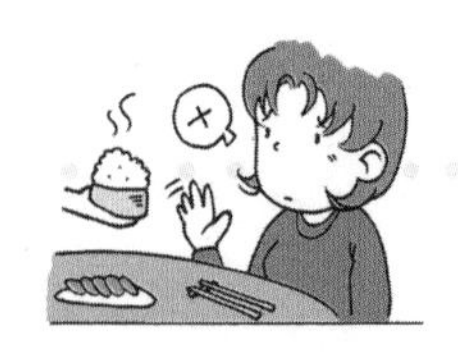

오그리시로 | 의학박사(공중위생학)

오줌이 무해하다는 것을 조사를 통해 확신하다

7~8년 전만 해도 위장이 좋지 않았다. 설사를 계속하고 식욕도 없었다. 암이 의심되어 내시경 검사를 했는데 십이지장궤양이라는 진단을 받았다.

젊었을 적에 위궤양을 앓은 적이 있는데 그때는 몹시 고통스러웠다. 그러나 연령 탓인지 지금은 예전과 같은 아픔은 없지만 재발 때문에 5kg 정도 체중이 감량되고 몸 상태도 나빠졌다.

병이 있으면 노화가 빨라진다. 나의 경우는 식욕이 감퇴되고,

백발이 급속히 늘었고, 성욕도 완전히 없어졌다. 4년 전의 일이다. 이전부터 알고 지내던 모리타 씨가 요료법을 전수해 주었다.

모리타 씨는 건축 일을 하던 중에 건물에서 떨어져 허리를 크게 다친 경험을 갖고 있다. 그 이후로 서양의학은 물론 동양의학의 다양한 치료를 받았지만 통증이 지속적으로 나타나곤 했다.

그래서 모리타 씨는 매일 자기 오줌을 마시는 요료법을 시행하게 되었다. 요료법을 시행했더니 놀랍게도 요통이 완치되고 건강을 되찾게 되었다며 나에게도 요료법을 권했다. 요료법에 관련된 책을 권하면서 도움이 될 것이라고 했다.

오줌을 마신다는 것은 지금까지 생각해 본적이 없다. 사실 오줌은 유해한 것이 아니다. 태아가 엄마의 뱃속에서 오줌을 마시는 것에서 알 수 있다. 태아의 배뇨는 양수(태아와 그것을 둘러싼 양막 사이를 가득 채운 액체)로 들어간다. 태아는 양수와 함께 이 오줌도 마시는 것이다.

엄마의 뱃속에서 태아는 눈부시게 성장한다. 따라서 오줌을 마신다는 것이 발달에 유익한가 아닌가는 알 수 없지만 해가 없다는 것은 알 수 있다.

그래서 문헌을 조사했더니 오줌의 음용은 예로부터 세계 각지에서 행해지고 있었다. 그러나 현재에는 점점 소멸되고 심지어 불결하다는 생각까지 퍼지게 되었다.

그것은 병에 대한 여러 가지 약들이 제조되어 팔리고 있기 때문이고 또 오줌을 마시게 하면 이익이 생기지 않기 때문에 약사나 의사 측에서 이 방법을 잊도록 만든 것인지도 모를 일이다. 내게는 오줌이 무해하다는 확신이 있었고, 예로부터 행해지던 치료법임을 알았기 때문에 마시기로 작정했다.

성욕을 높이는 효과가 있다

오줌을 마신 첫날부터 맛이나 냄새는 그렇게 나쁘지 않았기 때문에 하루에 두세 번 마시게 되었다. 아침과 밤은 물론이고 대학 강단에서 강의를 한 뒤에 목이 말랐을 때에도 오줌을 약 100㎖ 가량 마신다.

요료법을 시행할 때는 배뇨 후 바로 마시는 것이 좋다. 16세기경 중국에서는 배뇨하여 얼마쯤 지난 오줌을 마시게 한 적도 있었고, 오줌에 석고(석고가루와 백색의 결정으로 시멘트와 같은 원료)를 넣어서 침전시켜 굳힌 것을 먹는 방법도 있었다.

오줌을 마시기 시작한 후 얼마 지나지 않아 조금씩 몸 상태가 좋아졌지만 눈에 띌 정도로 좋아지기까지는 꽤 시간이 걸렸다.

우선 식욕이 전보다 좋아졌고 최근에는 음식이 맛있다는 생각을 자주 하게 되었다. 흰머리카락은 줄지도 않았고 늘지도 않았지만 노화를 늦추고 있다는 것만은 사실이다.

무엇보다 성욕 효과가 좋아졌다. 7~8년 전부터 없어졌던 성욕이 요료법을 시행한 지 2년이 지나자 예전의 상태로 회복되었다는 것을 알게 되었다.

오줌을 마시기 시작해서 2년 정도 됐을 때는 요통이 생겼다. 10년 전에 있었던 요통이 호전반응으로 나타났고 온열치료로 좋아졌다. 통증은 이전보다 훨씬 가벼워졌다.

이 요통의 예와 같이 오줌을 마시기 시작하면 전에 앓았던 병들이 가볍게 나타날 때가 있지만 그것을 극복하면 완전히 치유되었다는 느낌이 든다. 나의 경우는 노화의 속도를 늦추었다는 것을 알 수 있다.

그러나 사람에 따라서는 아주 빠른 시기에 호전되는 예도 가끔 있다. 나에게 요료법을 알려준 모리타 씨는 노화의 속도를 늦추는 정도가 아니라 아주 건강해졌다. 지금부터 요료법을 지속적으로 한다면 점점 더 건강한 체질로 바뀔 것이라 확신한다.

변통이 좋아지고 건강상태가 좋아진 신경과 원장

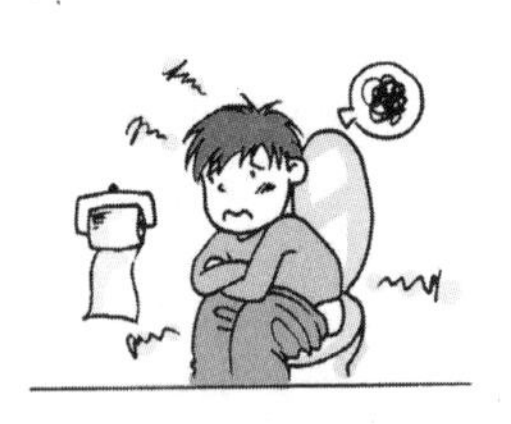

다까하시 미쯔노리 | 다까하시 내과 신경과 원장

오줌을 마시자마자 30분 후에 배변을 하다

의사인 내가 요료법의 효과에 대해서 말한다는 것은 쉬운 일이 아니다. 이 방법은 의학적인 검증을 거치지도 않았고, 또 의료도 아니라고 생각했기 때문이다. 하지만 그렇게 생각했던 점에 대한 미안함으로 진실된 경험을 말하고 싶다.

지난해 2월쯤 의학 잡지에서 나까오 선생의 요료법에 관한 기사를 읽었다. 류머티즘이나 통풍, 성병 등이 치유된다는 사례가 많이 보고되었다는 것을 알 수 있었다. '흥미롭다!' 라는 생각이 들었다.

'벌에 쏘였을 때 오줌을 바르면 된다' 는 말이 전해오는 것처럼 의학이 발달하지 않은 옛날에는 오줌이 일상생활에 친밀하게 사용되고 있었다. 하지만 '마신다' 라는 표현에는 보이지 않는 벽이 존재하는 것이 사실이다. '스스로 해보지 않으면 안 되겠지' 라는 생각과 '정말 마셔도 괜찮을까?' 라는 두려움이 있었다.

나는 아주 건강한 체질이라 관절 류머티즘이나 통풍 등의 병도 없었다. 그래서 병을 고치려는 의도는 없었고, 오줌을 마시는 것 자체가 어떤 것인가 하는 호기심에 시험해 보고 싶었다. 처음 오줌을 마셨을 때의 솔직한 심정은 '아, 정말 찝찔한 맛이구나' 라는 느낌이었고, 냄새는 그다지 나쁘지 않았다.

처음 시도해 보는 것이라 쉽지는 않았지만 실행을 하고 나니 그 뒤로는 별로 어렵지 않았다. 요료법을 시행한 변화에 대해 말해보겠다.

요료법을 시작하자 우선 변통이 아주 좋아졌다. 처음 마신 날은 시작한 지 30분도 지나지 않아 변의를 느꼈고, 시원하게 배변을 했을 정도다. 더구나 양도 아주 많아져 시원하다는 생각이 들었다. 지금까지 속에 차 있었던 것이 다 나와 버린 것 같았다. 그러나 약간 묽은 감도 들었다.

두 번째는 변뿐만 아니라 오줌도 시원하게 잘 나오는 느낌이었다. 오줌이 이뇨작용을 해서 몸의 수분이 많이 빠지는 것 같았다. 대소변이 잘 나오니 몸이 상쾌해지는 것은 당연하게 느껴졌다.

세 번째로 오줌을 처음 마셨을 때 토할 것 같은 기분은 없었지만, 솔직히 말해 친숙하게 느껴지지도 않았다. 그러나 나의 경우는 오줌을 마신 것만으로 배변이 예전보다 훨씬 쉬워지고 건강상태도 아주 좋아졌다.

그러나 나는 시험을 하려고 요료법을 시도했기 때문에 한 달 후에 그만 두었다. 오줌이라도 마시지 않으면 안 되는 절박한 건강상태는 아니었기 때문에 건강 유지법으로 요료법을 계속할 필요가 없었다.

또 한 가지 문제는 단기간에 나타나지 않을 수도 있는 부작용이 혹시 장기간 요료법을 할 경우 나타나지 않을까? 하는 염려가 된 것도 한 몫 했다. 그러나 쉬워진 배변과 산뜻한 건강상태를 그저 버린다는 생각에 아쉽기도 했다.

그래서 가끔 배변이 곤란하게 되었을 때는 시도해도 좋지 않을까 생각하고 있다. 다음은 내원한 환자들에게 요료법을 권유하여 좋은 효과를 보인 것을 간추려 보았다.

기관지염, 우울증, 빈혈 증상이 호전되다

체험 1 65세의 남성이 기관지염으로 우리병원에 왔다. 3~4년 전부터 기관지염에 걸려서 나았다 싶으면 다시 재발하는 난치성이었다. 우리병원에서 치료를 해도 잘 치유되지 않고 기침, 가래가 멎지 않았다.

그래서 이 남성에게 "민간요법이 있는데…"라며 요료법 이야기를 해주었다. 그랬더니 "요료법에 대해 들은 적이 있다."며 긍정적인 반응을 보였다. 만주에서 전쟁을 하던 중 한 병사가 폐렴에 걸렸을 때 군의관의 명령으로 오줌을 마셨더니 3일 만에 폐렴이 낫는 것을 보았다는 것이다.

그래서 오줌을 마시면 어떻겠냐고 권유했더니 다음날부터 그 환자는 가벼운 마음으로 요료법을 시작하게 되었다. 역시 3일 후에 기관지염 증상이 가벼워지고 그 후로는 원기왕성하게 일할 수 있게 되었다.

이 남성은 증상이 많이 호전되자 요료법을 중지했다.

체험 2 일반 치료가 효과가 없고 우울증 증상이 있는 60대의 남성 두 사람도 요료법을 시도해 보았다. 심장이 쿵쾅거리고 잠이 오지 않으며 소화도 잘 안 되는 상태였고 여러 가지 증상을 호소하는 일이 많았으나 요료법을 시작하자 점점 그런 증상들이 가벼워지고 기분도 좋아지게 되었다.

체험 3 57세의 여의사가 개복수술을 받게 되었다. 수술 후 이 의사는 한 달 정도 빈혈 증상으로 고생을 했다. 여의사와 친분이 두터웠던 나는 참고만 하라며 나까오 선생의 체험담이 담긴 녹음테이프를 건네주었다.

그 여의사는 체험담을 듣고 요료법을 시행하여 건강상태가 아주 좋아졌다며 현역으로 복귀하게 되었다.

이와 같이 요료법은 어떤 병에나 효과를 나타낸다.

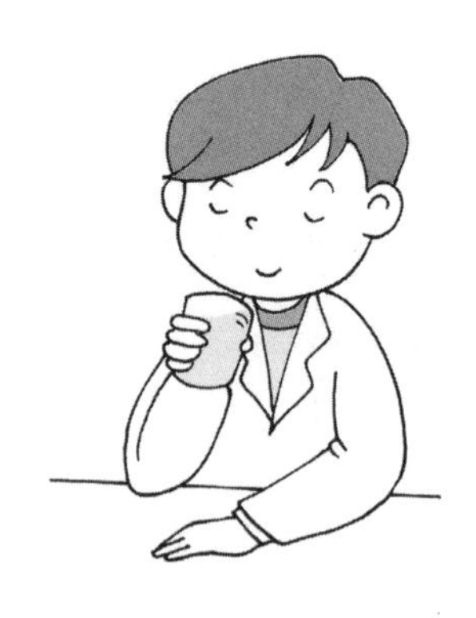

머리숱이 많아지고 검은머리가 다시 나기 시작한 외과 의사

사노 가마따로 | 야마나시현 사노외과 의원 원장

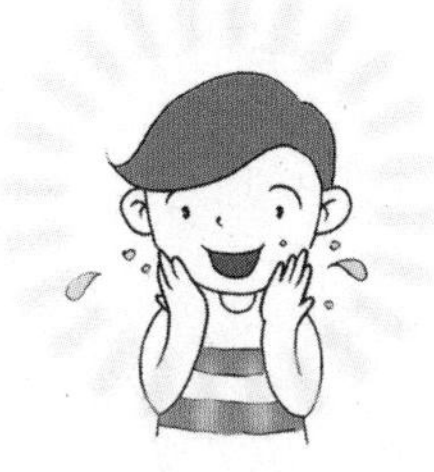

요료법으로 13kg 감량에 성공하다

지역의사인 우리는 한 달에 한 번 정기적으로 모여서 의학 전반에 대한 연구회를 계속하고 있다. 이 모임의 대선배인 나까오 선생이 2~3년 전부터 매번 요료법에 관한 이야기를 열정적으로 하기 시작했다.

나는 이런 나까오 선생의 가식 없는 활달한 성격을 경외하고 있었기 때문에 '그 분이 말하는 것이라면 해 볼만 하다' 라는 생각이 들었다.

나는 학생 시절부터 유도를 했기 때문에(유도5단) 건강에 자신이 있었고, 병을 앓은 경험이 없었지만 간호사나 환자들에게 권하기 전에 먼저 마셔봐야겠다고 생각했다.

오줌은 무균이기 때문에 마셔도 해가 없다는 것을 지식으로는 알고 있었지만, 처음 시도할 때는 마치 음식 맛을 보는 것처럼 작은 스푼 하나 정도를 받아서 입으로 가져갔다. 약간 찝찔했지만 그렇게 나쁘지는 않다는 것이 최초의 요료법 경험이었다. 하루하루 점점 양을 늘려서 마셔보니, 오줌의 맛은 찝찔할 뿐 아니라 여러 가지 맛을 가지고 있다는 것을 알게 되었다.

숙면을 취하고 상쾌한 기분으로 일어난 날의 오줌은 약간의 단맛에 새콤한 맛이 섞여 있는 것 같은 느낌이었다. 수술을 집도한 뒤나 심신이 피로할 때의 오줌은 쓴맛이었고, 연회 등에서 간장에 회를 많이 찍어 먹었을 때는 짠맛이 강하다고 느꼈다.

또 우리 집 근처는 온천지대여서 휴일에는 몇 시간씩 탕에 들어가 있을 때가 있는데 그때 마시는 오줌은 무미, 무취였다. 이처럼 오줌의 맛으로 몸의 컨디션을 알 수가 있는 것이다. 또한 오줌을 계속 마시는 동안 몸에도 변화가 나타나기 시작했다. 50세를 넘기면서 유도를 그만두었더니 어깨 결림이 가끔 나타났는데 어느 날 어깨 결림이 없어지고 아주 가벼워졌다는 것을 느낄 수 있었다.

이 뿐만 아니라 혈색이 좋아져서 눈에 띠게 얼굴색이 좋아졌다. 원래 그렇게 나쁜 편은 아니었지만 혈기 왕성한 청년처럼 얼굴이 약간 붉은색을 띄고 윤기가 돌았다. 무엇보다 기뻤던 것은 숱이 적어지고 흰머리가 생기던 모발이 검은색으로 변했다는 것이다. 푸석푸석했던 백발에 윤기가 생기고 혈색이 좋아져서 10살 정도 젊어진 기분이 들었다. 당연히 마음도 즐거워졌다. 예전의 밝았던 성격으로 되돌아가고 울컥하던 마음이 없어지니 한결 편안하고 안정적으로 생활하게 되었다.

덧붙여서 고백을 하자면 오줌을 마신 덕택에 체중이 감량되어 100kg이었던 체중이 180cm 키에 87kg이 되었다. 참으로 놀랍고 감사한 효과다.

병을 고치는 놀라운 효과가 속속 출현

요료법은 모든 면에서 아주 좋은 효과를 나타냈지만 굳이 나쁜 점을 들면 약간 몸이 가려운 시기가 있다는 것이다. 몸이 약간 가려운 증상만 제외하면 모든 게 좋은 요법이니 사람들에게 널리 알려야겠다는 생각이 들어 직원과 환자들에게 거의 강제적(?)으로 권하게 되었다.

요료법의 효과를 알고 싶어서 설문지로 조사를 시도하게 되었다. 그것을 열거하면 다음과 같다.

❶ 안색이 좋아졌다(안색이 나쁜 사람은 속아도 그만이라고 생각하면서 일주일 동안 마시면 혈색이 좋아진다).

❷ 냉증이 낫는다.

❸ 성격이 밝아진다.

❹ 머리숱이 늘고 백발이 검게 변한다.

❺ 변통이 좋아진다.

❻ 가래가 없어진다.

❼ 통증이 줄어든다(수술 후 환자들의 통증이 그 다음날부터 없어졌다는 것은 요료법을 권한 자신도 놀라웠다).

❽ 혈압이 안정되었다.

❾ 비만인 사람은 살이 빠지고 마른 사람은 살이 찐다(비만인에게 감식요법은 아주 괴롭지만 오줌을 마시면 공복감을 느끼지 않고 감량되며 마른 사람은 식욕이 생겨서 살이 찐다. 감량에 괴로워하는 복싱선수들은 오줌을 마시면 효과가 좋다).

❿ 시력이 좋아진다(돋보기 없이 바늘구멍에 실을 꿸 수 있게 되었다는 여성도 있다).

이런 오줌의 효과는 생체의 호메오스타시스(항상성 유지: 몸은 언제나 일정한 상태를 유지하려는 성질이 있다)에 활성을 주는 작용을 한다는 생각이 지배적이다.

직장암 수술 후에 항암제인 마루야마 백신을 사용하여 10년 이상 생명을 연장한 환자는 그때까지 저녁이 되면 발이 팽팽하게 붓거나 왼쪽 발이 저렸는데 오줌을 마시고 나서 그 증상이 없어졌다는 이야기를 해 주었다.

아침에 가볍게 일어날 수 있게 되었다는 사람도 있으며 무릎 관절 통증이 나았다는 사람도 있다. 주근깨가 없어져 피부가 맑아졌다고 기뻐하는 여성, 감기를 달고 살던 사람이 감기에서 해방되었다고 알려오기도 했다.

"저곳은 소변병원이다. 잘못 가면 소변만 마시게 한다."라는 소문이 나돌 정도였지만 무조건 시도한다면 그 영묘한 효과에 감탄하여 크게 기뻐할 것이다.

요료법과 나

나까오 선생으로부터 요료법을 전해 듣고 실천한 지 10년이 지나고 있다. 이 기간 여러 가지 사례를 경험했고, 다양한 환자들의 체험담을 들었다. 또한 직접 암 환자의 진료 체험에 참여해서 얻은 것을 바탕으로, '요료법은 백 가지 이익은 있어도 단 한 가지의 해도 없다.' 라는 결론에 이르게 되었다.

이 결론은 옳다고 확신한다. 그 이유는 요료법이 탁상공론이 아니라 음뇨를 통해 얻은 생생한 체험자들의 이야기가 모여서 이루어진 결론이기 때문이다.

요료법을 전해 듣고 열 사람 중 한 사람이라도 흥미를 느껴 이해하고 실천한다면 그 사람이야말로 반드시 좋은 결과를 얻을 것이다.

나까오 선생의 말과 같이 오줌을 마시려는 용기와 결의로 꾸준히 실천만 한다면, 또 실천하는 도중에 갑자기 생겨나는 회의감으로 완전히 중단만 하지 않는다면 반드시 나와 똑같은 결론을 얻을 것이라 확신한다.

오줌은 무료이기 때문에 이익을 추구해서 보급하려는 것은 아니다.

고대 희랍시대에 '병을 치료하는 것은 자신의 인체가 스스로 만들어내는 것이지 결코 다른 곳에서 얻어지는 것이 아니다.' 라고 한 성인 히포크라테스의 말은 21세기에도 그 빛을 잃지 않는 감명 깊은 말이라 생각한다.

요료법의 보급은 진실되게 열심히 체험한 후 그 효과를 실감한 사람들이 거리낌 없이 주위 사람들에게 널리 이 사실을 알려서 이루어지는 것이다. 이 같이 요료법은 은밀히 한 사람 한 사람을 거쳐 점점 더 많이 알려지게 될 것이다.

일전에 마츠모또의 치과대학 교수가 암에 걸렸는데 어느 의학부의 명예교수가 『의사가 권하는 요료법』을 읽어보라며 적극 추천해서 용기를 내게 되었다고 말해 주었다. 책을 읽고 반신반의하면서 요료법을 시작했는데 몸 상태가 점점 좋아지고 있다는 것을 전화로 알려주었다.

나는 자신의 경험을 바탕으로 아무런 가식 없이 요료법을 소개한다. 얼마 전에 후지 TV의 편집위원과 인터뷰를 할 기회가 있었다. 80여 가지의 비만 방지요법 가운데 일주일 동안의 다이어트로 요료법이 단연 1위였다. 요료법으로 비만을 해소한 여성의 체험담이었다. 이 TV 프로는 매주 '놀랍고 신기한 체중계' 라는 타이틀로 약 2개월간 시리즈로 방영되었다.

○○식 다이어트법 중에는 1개월에 드는 비용이 만만치 않은데 요료법은 무료다. TV에 요료법이 방영되었다는 것은 너무나도 반갑고 좋은 일이다.

나는 두 아이의 어머니이며 비만으로 고심하던 한 주부의 웃는 얼굴을 지금도 잊을 수가 없다. 비만, 알레르기체질, 냉증 등은 암의 원인이라고 일컬어지지만 현재 급속히 늘고 있는 추세다. 요료법은 이들의 체질을 완전히 바꾸어 꾸준히 실천하면 안색이 100% 홍조를 띄게 된다.

지금은 세계 각국에서 개최하는 암 학회에 참석해 여러 의사들 앞에서 요료법에 대해 발표함으로써 큰 반향을 얻고 있다. 의료에 종사하는 참석자들 가운데 비방과 경멸의 시선을 보내는 사람이 없다는 것은 참으로 다행스런 일이다. 요료법의 효과가 그만큼 알려지고 있다는 증거라고 생각한다.

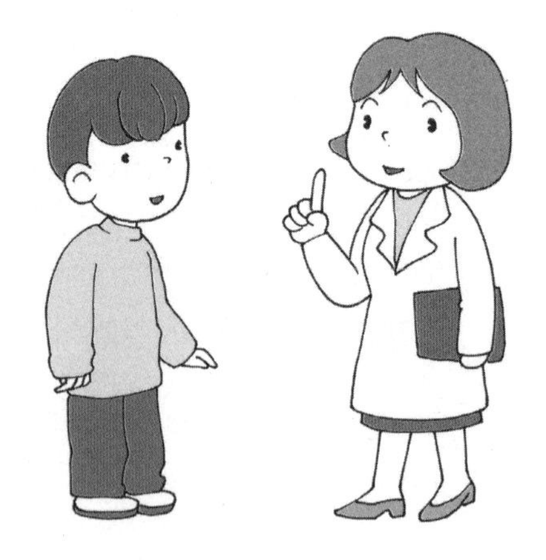

2년 전부터 하루도 빠지지 않고 요료법을 하는 치과 의사

오가와 도요오 | 오가와 치과의원 원장

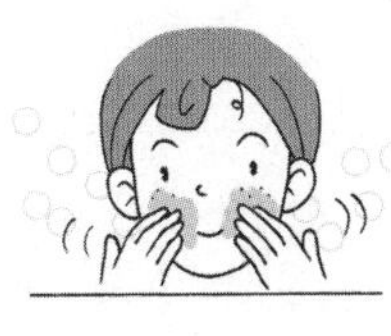

나와 나까오 선생은 형제처럼 지내는 사이다. 나까오 선생이 의사가 된 젊은 시절, 고후시를 염두에 두고 야마나시 현에서 근무하고 싶어 했을 때 내가 보증을 섰다.

뿐만 아니라 고후시의 여성과 결혼할 때도 중매를 섰고, 나의 아버지도 그 역할을 도왔다. 그래서 나는 나까오 의사가 주장하는 요료법에 대해서는 이전부터 들어왔었다. 그가 요료법을 세상에 알렸지만 반응이 없어서 주저하고 망설일 때도 나는 그를 격려했다. 자신을 가지고 발표하라고 했으며 나 또한 요료법의 효과와 안전성에 대해서 신뢰를 가지고 사람들에게 권했다. 그러나 직접 요료법을 해봐야겠다는 생각은 갖지 않았다.

지인들에게 "요료법은 무해하고 무료이며 좋으니 실행해 보시오"라고 권한 적도 많다. 80세가 된 한 여성은 나이를 먹으면서 이곳저곳이 아프다고 호소했다. 그래서 "마시는 오줌 양은 반 컵 정도, 냄새는 약간 있으며, 색은 황색, 전날 밤 식사에 따라서 색은 진하거나 옅어진다"고 말해 주었다. 또한 오줌은 몸에서 나왔을 때 30도 정도의 온도이기 때문에 적당하다고 생각할 정도이고 맛은 땀과 같다고 설명했다.

학생 시절에 야구선수를 했기 때문에 흐르는 땀이 입으로 들어 갈 경우가 많았는데 그 맛과 비슷했기 때문에 자신 있게 말할 수 있었다. "대체로 짜고 신맛이거나 약간 떫기도 하고 쓴맛도 있어요. 이것이 오줌의 특징이기 때문에 아침에 일어나면 작은 컵으로 한 잔 드시고 계속하세요."라고 일러주었다.

다음날 그 여성이 찾아와서 직접 실천한 거냐고 물었다. 솔직하게 아직 시도하지 않았다고 했더니 자신도 하지 않겠다고 말했다. "선생이 하고 있다는 생각으로 시도하려고 했는데, 그럼 안 하겠습니다. 본인이 하지 않으면서 다른 사람에게 권한다는 것은 의사답지 않지요."라고 질책했다.

그래서 "알았어요. 내가 안 할 이유가 없지요."라고 말하며 시작한 것이 2년 전의 일이다. 그 후부터 매일 하루도 빠지지 않고 요료법을 했다.

내가 시행한 후 체험으로 얻은 요료법의 효과는 다음과 같다.

우선 손바닥이 핑크색이 되었다. 혈색이 좋아졌을 뿐만 아니라 손톱도 단단해지고 건강하게 자랐다. 게다가 전신의 혈행이 원활하고 원기가 왕성하여 사람들이 그 원인이 무엇인지 궁금해 했다.

최근에는 눈썹이 더 까맣게 됐다며 특별한 뭔가를 하느냐고 묻는 사람도 생겼다. 농담이 아니라 눈썹을 그리지 않는데 눈썹이 진해졌다.

눈썹뿐만 아니라 수염도 검은 색으로 짙어졌다. 턱수염이 적어서 면도를 하지 않았는데 최근에는 매일 면도를 하고 있다. 머리카락도 까맣게 다시 나기 시작했고 음모도 거뭇거뭇해지기 시작했다. 89세라는 나이를 잊을 정도로 피로를 거의 느낄 수가 없고, 단시간의 수면으로도 충분함을 느낀다.

얼굴색이 좋아지고 피로를 잊게 된 피부과 의사

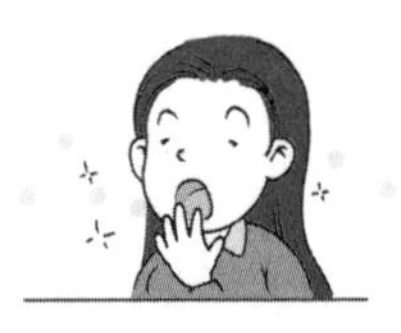

와따나베 사다오 | 와따나베 피부과의원 원장

이꾸다 의원의 원장인 이꾸다 히데오 선생이 요료법에 대해서 쓴 기사를 읽었다. 현대 의약으로 조절되지 않았던 관절 류머티즘이 요료법으로 깨끗이 완치되었다고 쓰여 있었다.

그것을 읽고 '오줌에는 재미있는 효과가 있다'는 생각으로 관심을 가지게 되었다. 그 후 잡지에서 요료법의 기사를 여러 번 접한 후 시도해봐야겠다는 생각이 들었다. 환자들에게 권하기 위해서라도 스스로 실행하여 효과가 확실하고 부작용이 없다는 것을 확인해 둘 필요가 있었다. 그래서 지난해 8월 30일부터 요료법을 시작했다.

직접 요료법을 실천해 보니 확실히 효과가 있었다. 요료법을 시작하고 보름 정도부터 얼굴색이 좋아지고 건강해 보인다는 이야기를 듣게 되었다. 특히 요료법을 시작한 후로는 피로를 모르게 되었다. 특별한 병이 있는 것은 아니었지만 피로를 느낄 때가 많았다. 그런데 요료법을 하고부터는 피로를 느낄 수가 없었다.

여름에 휴가 없이 건강하게 지낼 수 있었던 것도 요료법 덕택이라고 생각한다. 피로를 느끼면 뜸으로 치료를 했는데, 요료법은 뜸보다 효과가 좋고 간단할 뿐만 아니라 효과도 뛰어나다고 생각한다.

얼굴색이 좋아진 것을 보고 "술을 먹어서 붉어진 것이 아니라 오줌을 마시고 붉어졌냐?"는 농담을 하는 사람도 있다.

오줌은 치통이나 벌레에 물렸을 때, 눈이 아프거나 빨갛게 충혈 되었을 때에도 잘 듣는다. 치통일 때에는 입에 머금고, 벌레에 물렸을 때는 물린 곳에 바르며, 눈에는 점안을 하면 된다.

옛날에는 벌레에 물렸을 때 오줌을 바르는 민간요법이 있었다. 벌레에 물렸을 때는 암모니아를 바르는데 바로 오줌의 유효성분이 암모니아가 아닐까라는 생각이 들었다. 하지만 그렇지는 않은 것 같다. 만일 오줌의 주성분이 암모니아라면 충치나 눈에는 효과가 없을 것이다. 그런데 효과가 있는 점을 생각하면 암모니아 이외의 뭔가 다른 성분이 효과를 나타내는 것이 틀림없다.

대상포진의 통증이 한 시간 내에 나았다

어느 날, 어성초를 채집하러 갔다가 벌에 쏘였다. 벌에 쏘이면 최저 3~4일 또는 일주일 정도 쏘인 자리가 아프다. 벌에 쏘인 직후 오줌을 발랐더니 처음에는 환부가 화끈거리고 아팠지만 곧 증상이 없어졌다. 이것을 봤을 때 외용으로도 확실히 효과가 있다는 것을 실감하게 되었다.

요료법에 부작용이 없다는 것을 스스로 확인하고 난 후 일반적인 방법으로는 치료가 어려운 질병에 걸린 환자들에게 요료법을 권한다.

관절 류머티즘으로 수술을 받은 후 통증이 심해져서 약을 먹지 않으면 아침에 일어나기도 힘든 여성이 있었다. 이 사람은 요료법을 시작하고 일주일 후에 통증이 없어졌다.

대상포진(피부에 작은 습포가 밀집한 상태를 말하는 피부병)에 걸려서 통증이 심한 환자가 있었다. 치료를 해도 효과가 없었기 때문에 요료법을 권하게 되었다. 그랬더니 요료법을 하고 한 시간이 지나자 통증이 그쳤다고 했다. 치주염이 있는 사람, 복수가 찬 사람에게도 요료법이 효과가 있었다.

아토피성 피부염을 앓고 있던 55세 남성에게 요료법을 권했더니 처음에는 당혹한 표정을 지었다. 자세한 설명을 경청한 후 결심을 하고 시작했지만 초기에는 일시적으로 증상이 악화된 것 같아서 굉장히 괴롭다고 호소했다. 하지만 그 증상들이 바로 호전반응임을 알려주고 요료법을 지속하도록 격려했다. 호전반응이란 병이 낫는 전조로서 병상이 일시적으로 악화되는 듯한 반응을 말한다.

3개월 후부터 점점 좋아지기 시작했다. 이전에는 피부가 소나무껍질처럼 거칠었지만 점점 부드러워져 주름이 없어지고 윤기가 흐르는 등 깨끗하게 되었다고 감사하다는 말을 건넸다.

요료법이 모든 병에 유효하다고 확신할 수는 없으나 난치병으로 힘들어 하는 사람은 한번쯤 시험해 볼 가치가 있는 방법이라고 생각한다.

잠을 이룰 수 없었던 류머티즘이 치유된 산부인과 의사

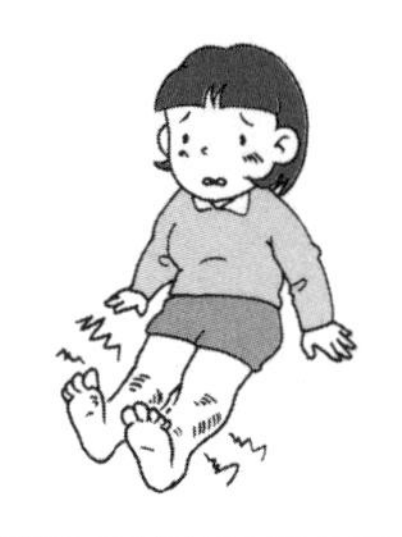

나까다 가즈오 | 미야자키현 의사

약으로 통증을 억제하다

어느 날 아침 갑자기 발가락이 아프기 시작했다. 전쟁터에서 돌아와 몇 년이 지난 후의 일이었다. 크게 생각하지 않고 방치했더니 통증이 다른 발가락으로 옮겨갔다. 그 후에도 이쪽저쪽으로 옮겨가면서 아파와 류머티즘이라고 생각하게 되었고 아스피린을 먹었더니 통증이 멎었다.

그러나 통증이 사라진 것은 일시적인 현상이었다. 이후로 통증이 다시 생기면 아스피린으로 통증을 억제하고 있었다.

류머티즘은 전쟁이 원인인 것 같았다. 전지에서의 생활은 말로 표현할 수 없는 생활의 연속이었다. 험한 곳에서 자기도 하고 옷도 제대로 갈아입지 못할 뿐만 아니라 비에 젖어도 그대로 지낼 수밖에 없었다. 극한의 일상이 몸을 갉아먹었던 이유가 되었던 것이다.

류머티즘을 잠깐 잊고 지내던 시기도 있었지만 차츰 통증은 오른쪽 발의 제 삼지 제 일 관절에 집중하게 되었다. 그럴 때마다 아스피린으로 통증을 이겨냈으나 약을 너무 많이 먹은 탓에 위가 상해서 더 힘든 경우가 되었다.

그 후 진통 해열 작용이 있는 항염증제가 나왔다. 이 약으로 일시 통증을 억제하게 되었으나 일 년에 2~3회 정도는 통증으로 괴로웠다.

그러다가 1987년 가을부터 통증이 심해지고 오른쪽 발의 제 삼지 제 일 관절이 변형되고 굵어지는 증상도 나타났다. 누르면 관절이 아팠다. 낮에는 물론 밤에도 아파서 자는데 곤란을 느끼고 진통 작용이 있는 비 스테로이드계의 항염증제를 먹었지만 차도가 없었다.

요료법을 알고 있었지만 서양의학에 의존하다가 차도가 없자 오줌을 마셔보기로 작정했다. 마음은 먹었지만 실제로 마시기까지는 3일이나 걸렸다. 처음으로 오줌을 마신 후 입안을 물로 헹구고 사탕을 먹었다.

요료법을 시작한지 3일이 지나자 통증이 가벼워짐을 느꼈다. 7일이 지난 후 일시적으로 통증이 더 심해졌으나 호전반응(병이 낫기 전에 일시적으로 증상이 악화되는 반응)이라 생각하고 오줌을 계속 마셨다. 통증을 좀 더 가볍게 하기 위해 진통제도 1~2정 먹었다. 그 후로 매일 통증이 조금씩 조금씩 완화되는 것을 느낄 수 있었다.

2주일 지난 다음 아내에게 류머티즘의 완전 치유 선언을 하게 되었다. 요료법으로 나을 수 있다는 자신감이 있었기 때문이다.

오줌을 마시기 시작해서 일 년이 지나고 있다. 그 동안 5일 정도는 여행으로 시행하지 못했지만 그 외에는 매일 최저 한 컵의 오줌을 마셨다.

결과가 아주 좋아서 통증은 거의 없어졌고 불편했던 것도 사라져 류머티즘의 존재를 잊고 있다. 이것은 류머티즘에서 해방되었다는 것을 의미한다.

숨이 찬 증세도 없어졌다

요료법은 다른 증상에도 효과를 나타냈다. 전부터 자주 숨이 찬 증세가 있었는데 최근에는 숨찬 증세가 없어졌다. 또 여름을 많이 타는 체질로 피로할 때면 비타민주사를 맞았지만 주사를 맞지 않게 돼 참으로 기쁘다.

발열이 되풀이되고
거친 피부가
완전히 치유된 내과 의사

모리 가즈오 | 야마나시현 의사

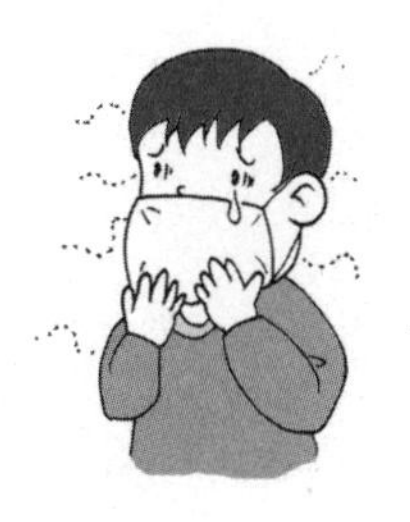

약물요법에 불신과 한계를 느꼈다

요료법의 효과는 몇 년이 지나야 나타난다고 생각한다. 나는 편도선이 약해서 가끔 열이 났다. 일 년에 몇 번씩 열로 고생을 했기 때문에 40세가 되어 대학병원 의사로 근무하면서 편도선 절제수술을 받았다.

우리의 체내에는 세균감염방지를 위해 임파라고 불리는 액체가 순환하며 이 임파가 흐르는 임파관의 도중에 있는 난형 또는 콩 모양의 기관을 임파절이라고 한다. 목안의 깊숙한 곳에도 임파절이 있는데 그것을 편도라고 부른다.

수술 후 한동안은 상태가 좋았는데 2~3년 지나는 동안 원인 불명의 미열에 시달리기 시작했다. 수술로 구개편도만을 떼어냈으나 목에 윤상으로 둘러싸고 있는 편도가 남아 있기 때문에 완전히 치유할 수 없겠다는 생각을 했다.

일단 미열이 나기 시작하면 1~2개월, 심할 때는 1년이나 계속될 때도 있었다. 구개편도는 절제했으나 그 주변 특히, 인후측소(=인두편도 : 목 속의 좌우로 구개편도 바로 앞에 있는 조직)가 만성적으로 부어올라 가라앉지 않았다. 요료법의 제창자인 나까오 선생과는 오래 전부터 아는 사이였고 요료법을 권유 받았지만 받아들이지 않고 있었다. 그러나 약물요법에 한계를 느끼게 되어 요료법을 할 수밖에 없었다.

오줌을 마시기 시작한지 1주일이 지나자 고열이 났다. 나는 이것이 한방에서 얘기하는 명현(호전)반응이란 것이려니 생각하고 견뎠고 결국 하루가 지나자 사라졌다. 반년 후에 가벼운 열이 있었지만 이것도 2~3일에 그쳤다. 그 후에도 조금씩 열이 났지만 그때마다 인두편도 부위가 점점 작아지고 발갛던 색이 차츰 엷어졌다. 요료법은 복수 증상에도 아주 좋은 효과를 낸다.

요료법은 여러 가지 합병증 환자에게 효과가 있다

요료법을 시작해서 2년째 되었을 때 약간의 미열이 나더니 며칠 지속되었다. '왜 그럴까?' 라는 걱정이 앞서면서 요료법으로도 내 목은 잘 낫지 않는다고 생각하게 되었다.

하지만 호전반응일수도 있겠다는 생각으로 요료법을 계속했다. 미열은 일주일이 지나자 완전히 사라지고 인두는 전보다 작아져 평평하게 되었다. 이후로 미열도 나지 않게 되었다. 이와 같이 나는 요료법을 시작하고 2년 동안 되풀이되는 호전반응을 이겨내면서 서서히 건강을 되찾게 되었다.

그 후에도 하루도 빠짐없이 요료법을 계속하자 체력이 좋아지고 가끔 무리한 일을 해도 피로하지 않았다. 잠을 잘 자지 못해도 단시간의 수면으로 피로가 회복되는 것을 느꼈다. 그리고 나는 코 내부가 휘어있는 비중격만곡증이 있어서 가끔 코에서 피가 나왔는데 요료법을 계속하는 동안 피가 멈춘 것을 알게 되었다. 이와 같이 요료법은 여러 가지 합병증상에도 효과가 있으며 부작용은 없다.

처음에는 의심을 했지만 요료법은 놀라운 건강법 또는 치료법이라는 것을 믿게 되었다. 하지만 실행하는 데 주의하지 않으면 안 되는 것이 있다. 앞에서 말한 바와 같이 요료법의 효과는 몇 년이 지난 후에 천천히 다가온다고 생각한다. 사흘이나 몇 주간 또는 몇 달로 증세가 좋아졌다고 생각할 수도 있지만 그 상태가 고정된다고는 할 수 없다.

반년 후에 또는 일 년 후 아주 심한 호전반응이 나타날 수도 있다. 무엇보다 다 나았다고 생각하고 있다가 호전반응이 나타나면 참을성 있게 요료법을 계속하는 것이 중요하다.

놀라운 기적을 보이는 요료법이 잘못된 비난이나 냉대를 받지 않도록 위와 같은 주의점을 명심한 후에 실행하면 좋겠다는 말씀을 드리고 싶다.

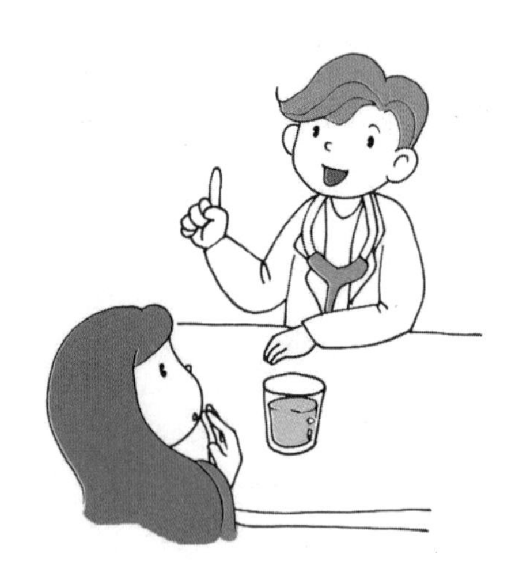

위암 수술 후 건강이 놀라울 정도로 좋아진 명예원장

하야시 마사아끼 | 이시까와현 의사

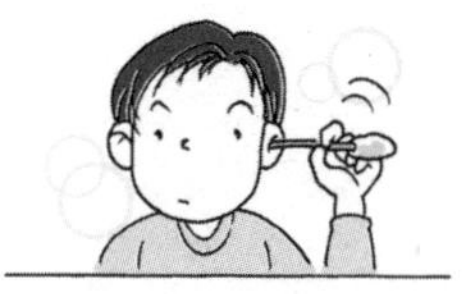

여러 가지 검사를 받으면서 시도하다

나는 지난해 8월 위암 수술을 받았다. 얼마 전부터 위가 이상하다는 생각에 정밀검사를 해보니 암이 자라고 있다는 소화기 전문가의 소견을 들었다. 신뢰하던 분이 하는 말이라 다른 생각 없이 위 3분의 1을 절제하는 수술을 받았다.

76세의 생일을 맞은 며칠 뒤에는 '내년 희수 축하연은 저 세상에서 할지도 모르겠다'는 생각이 들기도 했다. 하지만 운이 좋았는지 암조직은 전부 제거되었고 다른 장기로 전이도 없어서 회복은 순조롭게 진행되었다. 그래서 재발을 예방할 목적으로 요료법을 시작하게 되었다. 요료법은 나까오 선생의 얘기를 들어 알고 있었다.

나는 아침 5시에서 6시 사이에 일어나기 때문에 일어나자마자 최초의 오줌을 약 200㎖ 마셨다. 그것을 매일 빠짐없이 3개월간 지속했는데 그 뒤에 2개월을 중단하고 다시 마시기 시작해 지금은 3개월째 마시고 있다.

2개월을 중단한 이유는 정기적으로 실시하는 암의 혈액반응이나 기타 혈액검사 데이터(오줌을 마시거나 마시지 않았을 경우에 어떻게 변화하는가 또는 변화하지 않는가)를 정확하게 비교해 보기 위한 것이었다. 결론을 말하면 요료법은 혈액검사 데이터에 아무런 영향도 미치지 않았다.

나의 혈액 검사는 '종양 마카'라고 불리는 암의 혈액반응 외에 적혈구 수, 백혈구 수, 혈침, 헤모글로빈, GOT, GPT 등 여러 가지 종류를 2개월마다 시행하는 것이다. 그 수치는 오줌을 마시기 전이나 마신 후나 중단했을 때, 그리고 다시 마시기 시작해서 3개월이 지난 현재까지 다소의 변동은 있었지만 모두 정상치를 유지하고 있어서 특별한 문제는 없었다.

이것은 요료법의 무효성을 말하고 있는 것 같지만 사실은 요료법에 의해서 정상치가 지속되었으며 요료법의 무해성이 증명된 것이다.

안 들리던 소리가 잘 들린다

검사 데이터 중에서 가장 중요한 '종양 마카' 란 종양이 되는 혈액 중에 대량으로 불어나는 물질로 최근에 암의 조기발견을 위한 지표로써 활용되고 있다. 각 부위의 종양마다 많은 종류가 있으나 소화기의 종양으로 특히 중요한 것은 CEA(정상치는 5ng 이하, 1ng은 10억분의 1g), AFP(동 20ng이하), CA19-9(동37U이하, U는 국제단위) 등이다.

나의 경우 수술 직후의 수치가 CEA 2.4, AFP 3.7, CA19-9가 36으로 어느 것이나 정상치였다. 그 뒤로 검사할 때마다 약간의 증감은 있었지만 가장 새로운 데이터는 CEA 4.7, AFP 1.5, CA19-9 49였다. CA19-9만이 정상치를 조금 초과했을 뿐 이것도 2개월 지나자 괜찮아졌다.

이 데이터를 봐도 나의 위암은 완치되었고 재발이나 전이의 위험은 없다. 이것이 요료법의 효과인지 아닌지 지금도 단정할 수는 없지만 플러스적인 요인이 있으리라 확신한다. 그리고 적어도 마이너스가 된 것은 없다.

암 외의 자각증상으로는 우선 원기가 향상되었고 기분이 좋아졌다는 것을 들 수 있다. 나는 이번 위암 수술을 포함해서 과거에 몇 번 복부수술을 받은 적이 있다. 그때에 사용한 항생물질의 부작용과 노화가 겹쳐 심한 난청이 되었으나 최근에는 잘 들리게 되었다. 또한 가벼운 백내장이 있었으나 시력도 좋아지고 이전부터 있었던 요통도 가벼워진 것을 느낄 수 있다.

오줌 속의 호르몬이 노화 방지 역할을 하지 않았나 생각된다.

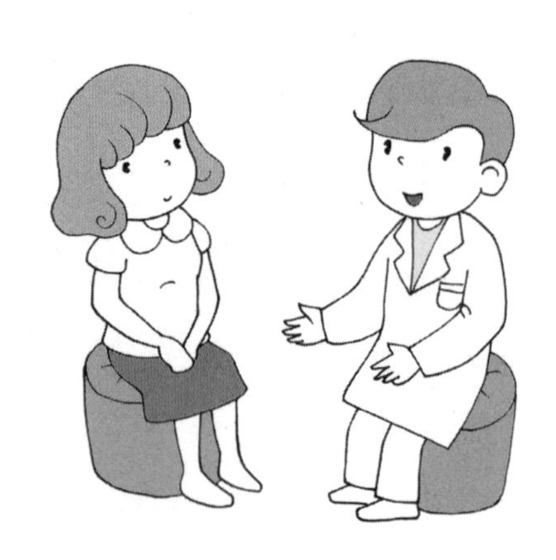

지긋지긋한 무좀이 완치된 산부인과 의사

니시오 고이치 | 미애현 의사

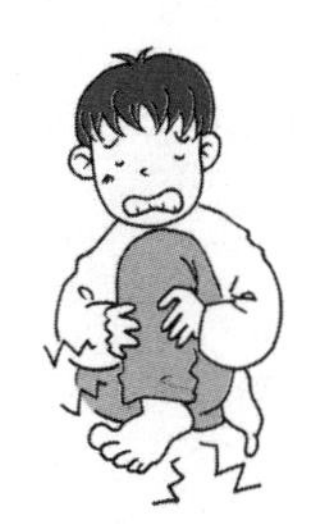

지금까지 무좀약을 달고 살았다

매년 초여름이 되면 무좀이 재발한다. 면양말을 신고 하루 종일 슬리퍼를 사용하며 일하기 때문에 발 전체가 짓무를 정도로 중증은 아니었다. 또한 목욕 후에는 무좀 진행을 막기 위해 항균 크림을 바르고 있었다.

이렇게 가을이 될 때까지 매일매일 항균 크림을 발랐다. 서늘해지면 곰팡이의 일종인 백선균의 활동이 둔해지기 때문에 가을 이후에는 항균 크림이 필요없게 되었다. 그러나 균이 사멸한 상태가 아니어서 다음 해가 되면 어김없이 또 가려움으로 괴로워할 수밖에 없었다.

그런데 올해는 해마다 반복되는 상태에서 해방되었다. 바로 요료법 덕분이다. 어느 날 텔레비전에서 방영하는 요료법을 시청하게 되었고, 체험자 중에 무좀 환자가 있었다. 오랫동안 시달렸던 무좀이 오줌을 바름으로써 완전히 나았다는 이야기를 듣고는 예전에 들었던 요료법을 떠올리게 되었다. 그리고 조금 마셔보았다. '아, 이런 맛인가, 마실 수 없는 것도 아니네.' 라는 생각이 들었지만 몸의 어딘가가 나쁘다고 할 수 없었기 때문에 한 주에 두세 번 정도 마셨지만 계속하지는 않았다.

하지만 무좀에 오줌을 바를 생각은 못한 상태여서 신속하게 시험해 보았다. 목욕한 뒤에 오줌을 면봉에 묻혀서 정성껏 환부에 발랐다. 한 번이 아니라 여러 번 바른 후에 잘 말린 다음 순면 양말을 신고 잠을 청했다.

습진도 오줌 도포로 나았다

다음날 아침에 일어나니 양말이 벗겨지고 없었다. 발에 오줌 냄새가 나지 않았기 때문에 씻지 않고 바로 출근 준비를 했다.

이렇게 3일이 지나자 발의 상태가 조금 좋아졌고, 6일째에는 무좀이 깨끗해져서 오줌을 바르지 않았다. 그 후 일주일쯤 지나자 다시 무좀이 활동하기 시작했기 때문에 이틀 동안 오줌을 발랐다. 이후에 중단했지만 재발은 없었고, 피부 상태도 정상이다.

오줌 도포는 아들에게도 똑같은 역할을 했다. 아들의 사타구니 안쪽에 습진이 생겨서 빨갛게 되었고 가려움을 호소했다. 스테로이드제, 항히스타민제, 항진균제 등 여러 가지 약을 사용해 보았으나 가려움은 낫지 않았고 점점 습진부위가 넓어졌다.

나는 오줌을 바르라고 권했고, 아들은 단숨에 오줌을 받아왔다. 여러 가지 약이 효과가 없었기 때문에 치료를 단념했던 것이다. 환부에 정성껏 오줌을 바르기 시작한 다음날 습진 범위가 작아진 것을 확인하게 되었다. 효과가 있다고는 생각되었지만 이렇게까지 강력하게 효과가 나타난다는 것은 생각지 못했다. 몇 번의 오줌 도포만으로 아들의 습진은 완전히 치유되었다.

환자의 간장병과 천식을 낫게 하고 자신도 요료법을 실천하고 있는 정신과 의사

모리오까 히로시 | 오사카부 병원장

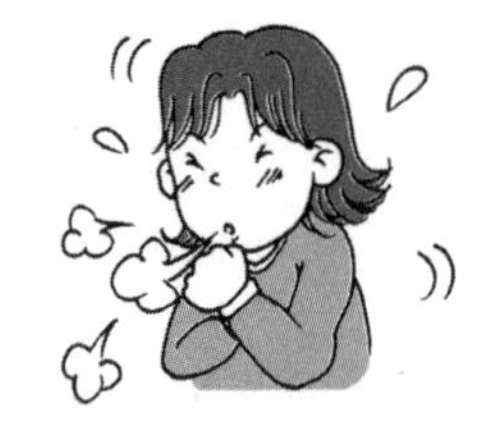

요료법으로 체중이 5kg 증가해 건강을 되찾다

내가 요료법을 실행하고 환자에게 요료법을 권하게 된 것은 우울증 환자를 치료하고 있을 때였다. 우리병원은 정신과전문 병원으로 환자의 대부분은 알콜 중독자고 우울증 환자도 일부 있다.

이 환자는 우울증인데다 술도 마시고 있어서 지방간으로 바뀌고 있었다. 지방간을 치료하려면 술을 끊어야 하는데 이 환자는 술을 끊을 수가 없었다. 술을 마시는 상태에서 그는 요료법을 하게 되었다.

요료법을 시작하고 2주일쯤 지나자 간 기능이 점점 좋아졌지만 술은 이전과 똑같이 마셨다. 결국 이것은 요료법의 효과라고 생각되며 이후 그의 간장은 순조롭게 좋아져 정상이 되었다. 나는 환자로부터 정상이 되었다는 말을 듣고 놀라지 않을 수 없었다.

그래서 다른 사람에게 권하기 전에 내가 먼저 시도해 보았다. 나에게 지병은 없었지만 피곤하고 스트레스가 쌓이면 위가 아플 때가 종종 있었기 때문에 위염이 낫는다는 기분으로 오줌을 마시기 시작했다.

요료법을 시작하고 2~3일이 지나자 위 상태가 더 심해지는 것을 느꼈다. 그리고 충치를 치료했던 왼쪽 이가 아프기 시작했다. 그러나 책을 읽어보니 호전반응이 나타난다고 나와 있었다. 호전반응을 알고 나니 계속 오줌을 마셔서 잘 넘겨야겠다는 생각이 들어서 지속하기로 했다. 그런데 2일이 지나자 통증이 멎었다. 그로부터 2주일이 되니 온 몸이 나른해지는 기분을 느꼈으나 그것도 며칠 지나자 몸 상태가 아주 좋아졌다.

물론 이전처럼 가끔 위가 불편할 때도 있었지만 차츰 좋아지고, 무엇보다 체중이 60kg에서 65kg으로 늘어나 건강해져 보인다는 점이 좋다. 별로 식사량을 늘린 것도 아닌데 체중이 증가된 것은 요료법 덕분이라 생각한다.

이와 같이 직접 요료법을 체험했기 때문에 어떤 환자라도 요료법을 권할 수가 있었다. 결과는 다음과 같다.

부정맥과 요통, 천식, 관절통 등이 완치된 환자

A씨는 오랫동안 천식을 앓아 왔다. 매일 아침 천식 발작이 일어나고 심하면 하루 한 번 병원에 가서 치료를 해야 했다. 그런데 요료법을 시작하고 1개월쯤 지나자 천식 발작이 차츰 줄게 되었다. 이후 순조롭게 회복되어 병원 치료도 4~5일에 한번으로 점점 호전되고 있다.

B씨는 오랫동안 원인불명의 손 관절통과 어깨 통증이 심해서 팔을 조금도 올릴 수가 없었다. 그런 B씨가 오줌을 마시기 시작하여 2주 만에 호전반응으로 관절통이 더 심해졌다가 얼마 되지 않아 점점 통증이 잦아들어 지금은 일상생활에 지장이 없을 정도로 회복되었다.

J씨는 요통과 심근경색(심장의 근육에 영양을 공급하는 혈관이 막혀서 일어나는 심장병)의 후유증으로 인하여 생긴 부정맥(맥이 일정 하지 않는 병)이

수시로 일어났다. 게다가 요통이 심하여 잠을 이루지 못할 정도였다.

J씨의 경우 요료법의 효과가 곧 나타나지는 않았으나 2개월 정도 요료법을 실시한 후에는 요통이 거의 사라지게 되었다. 그와 함께 부정맥도 그 횟수가 많이 줄어들었다.

이와 같이 내가 운영하는 정신과 전문병원에서는 반년이 채 되기도 전에 요료법의 효과를 경험한 환자가 놀랄 정도로 늘었다.

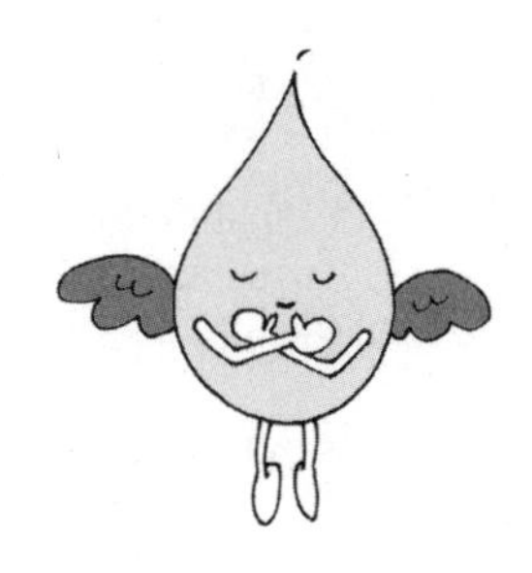

요료법으로 젊음을 찾고 심장병과 어깨결림도 좋아진 의사

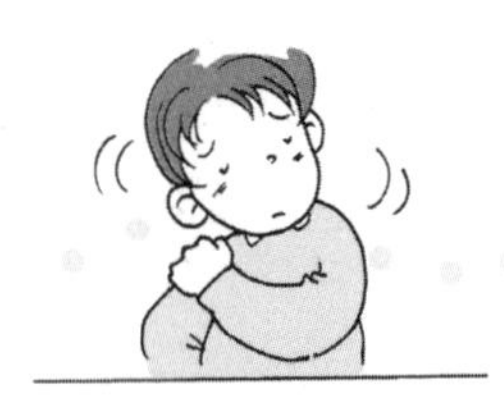

도미야스 히사도 | 도미야스병원 원장

나는 호주의 전범 수용소에서 폐결핵을 앓았다. 그 후 귀국하여 후쿠오카의 국립지꾸시병원에서 수술을 받고 오른쪽 폐만 남게 되었다. 회복이 되자 기다마현의 무의촌에서 내과를 개업하여 오늘까지 이르렀다. 오른쪽 폐만으로도 불편함 없이 건강하게 지내고 있었다.

3년 전의 일이다. 지하철역 계단을 오르는데 가슴이 답답해지는 증상을 느끼게 되었다. 그리고 숨이 차고 몸이 무거워 견디기 어려웠다. 그것이 계기가 되어 건강상태를 생각해 보니 얼마 전부터 피곤함을 느끼고 있었다. 하루 일과를 끝낸 후 휴식을 취하고 다음날 일어나도 피로가 회복되지 않았다. 그리고 왼쪽 팔을 위로 올리려고 해도 어깨가 아파서 올릴 수가 없었다. 그러다가 숨이 끊어질 듯한 증상이 점점 심해졌다. '이대로라면 직업도 그만두어야 한다' 라고 생각하니 한심하기 그지없었다.

그럴 때 나까오 선생이 쓴 요료법에 대한 글을 읽을 기회가 생겼다. 나는 요료법에 대해서 거의 아는 바가 없었다. 전시 중에 미국의 잠수함이 어뢰공격을 받아 조난 사고를 당했을 때 한 병사가 조그만 배로 표류하던 중에 오줌을 마시고 살아났다는 이야기를 들은 적이 있을 정도였다.

나까오 선생의 글에 의하면 요료법으로 많은 사람들이 난치병에서 치유되었다고 했다. 나는 이것이 사실이라고 직감하였고, 의심의 여지가 없었다. 숨막힘, 피로, 그리고 어깨결림의 통증… 나의 몸은 노화가 심했던 것 같다. 나는 바로 요료법을 실험해보기로 했다.

요료법이 몸에 좋다는 것은 알고 있었지만 오줌을 마시려고 하자 저항감이 생겼다. 그러나 어느 날 아침 일어나자마자 결심을 하고 컵에 가득히 오줌을 받아 마셨다. 실제 마셔보니 맛도 냄새도 그렇게 혐오스럽지 않았다. 의외의 느낌이라는 것이 나의 솔직한 심정이었다.

그리고 나서는 매일 요료법을 실행하였다. 아침 4시 혹은 5시에 일어나자마자 오줌을 한 컵 마셨고 하루에 2~3회 마셨다. 계속하면 반드시 건강해진다. 이것 외에는 아무런 방법이 없다고 믿고 마셨다. 빨리 낫고 싶다는 소망은 의사라도 보통 사람과 별반 다를 게 없다.

체중이 7kg 줄고 몰라보게 날씬해졌다

요료법을 시작하고 1주일이 지나니 오른쪽 어깨의 통증이 멎었다. 몸도 점점 가벼워지는 듯한 느낌이 들었다.

3개월 후에는 몸의 피로감도 없어지는 것 같았다. 지하철역 계단을 올라도 예전처럼 숨막힘도 없어졌다. 아무런 고통 없이 편안하게 다닐 수가 있었다. 이전에는 폐에 문제가 있어서인지 늘 가래가 나왔고 감기에 걸리면 곧바로 열이 났다. 그런데 요료법 덕분인지 가래도 사라지고 감기도 별로 걸리지 않았다. 가끔 감기가 들어도 가볍게 지나친다.

그중 백발의 앞머리가 점점 검어져 이제는 회색머리가 되었다. 피부도 윤기가 나고 얼굴색도 좋아졌다. 그런 나를 보고 환자들은 안색도 좋고 젊어 보인다며 좋은 약을 먹느냐고 묻는다. 재미있는 것은 163cm 키에 체중이 70kg이었는데 요료법을 하는 사이에 체중이 7kg 줄어서 날씬해졌다.

요료법을 시작한 후 2주일이 되자 설사를 2~3일 계속했다. 이것은 병이 호전되기 전에 일시적으로 증상이 악화되는 호전반응이었을 것이다. 그 이후에는 앞에서 말했듯이 몸 전체의 모든 부분에 좋은 영향이 미치게 되었다.

내가 권한 환자도 효과가 있었다

나의 경험을 통해서 환자들에게도 요료법을 권하였다. 젊고 건강한 사람은 여간해서 응하지 않았지만 고령으로 병에 시달리는 사람은 나의 말을 진솔하게 받아들였다.

76세가 된 남자는 술을 많이 마셔서 간경변(간장이 괴사되어 딱딱하게 되는 병)과 당뇨병을 앓고 있었다. 한때 위가 상해서 피를 토하는 상황에서 구급차에 실려 온 것이 계기가 되었다. 요료법을 실행하고 3개월 후에는 아주 건강해졌다. 까맣던 얼굴이 약간 붉어지고 몸의 붓기나 간장의 붓기도 사라졌다.

방광암 수술을 한 80세의 남성은 체력이 저하되어 안색도 나쁘고 혈압도 높았다. 그런데 요료법을 열심히 실행한 결과 차츰차츰 건강이 회복되고 혈압도 내려가면서 얼굴색도 좋아져 건강하게 살고 있다.

88세의 남성은 기관지 천식과 폐기종(폐의 조직이 탄력성을 잃어 폐의 공기를 배출시킬 수 없는 병)으로 고생하고 있었다. 그러던 중에 요료법을 권하였더니 열심히 실행한 후 발작이 가벼워지고 횟수도 줄었다. 그 외 고혈압, 당뇨병, 어깨결림 등으로 고생하는 사람들에게 요료법을 권하여 대단히 좋은 결과를 얻고 있다.

특히 나는 오른쪽 폐만 있지만 요료법 덕분에 이렇게 건강하게 지내고 있다. 앞으로의 희망은 100세까지 현역에서 의료사업에 종사하는 것이다.

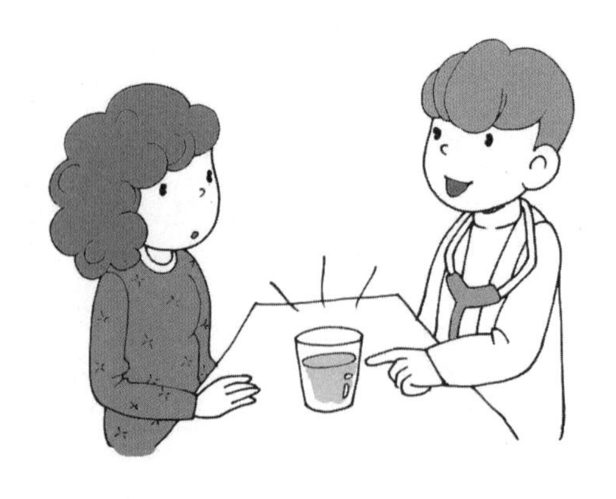

빈뇨를 해소하고 암 환자에게도 권하는 의사

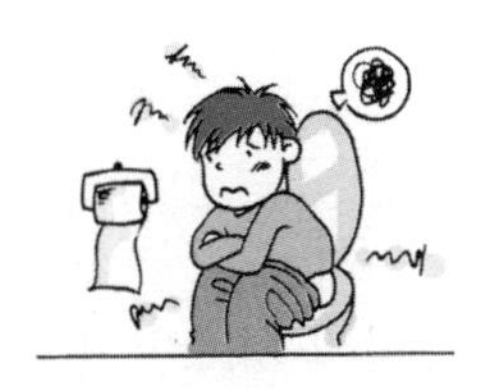

리 고우기 | 가고시마현 하찌한마루병원 내과 의사

1시간마다 화장실에 가다

우리병원에는 다양한 환자들이 많은데 대부분은 암 환자로 이미 수술을 받은 사람이거나 항암제의 부작용으로 괴로워하는 사람도 있다.

대부분 '암이 재발하는 것은 아닐까? 전이가 되지 않을까?' 하는 걱정으로 지내는 사람들이다. 이런 환자들에게 나는 동양의학을 중심으로 치료를 하고 있다. 특히 한방약, 혹은 그 외 건강식품(기능성 식품)이나 유기게르마늄, 원적외선법 등을 환자의 상태에 따라 병용하고 있다.

가능하면 환자들의 의사를 존중하여 부작용이 없는 치료법을 사용한다. 그중 하나로 권하고 있는 것이 요료법이다. 요료법은 의외의 치료법이지만 나의 경험으로 자신 있게 환자들에게 권하고 있다.

실은 내가 3년 전에 요붕증이란 병을 앓았다. 이것은 뇌하수체에서 분비되는 항이뇨호르몬(오줌배출을 억제하는 호르몬)이 감소됨에 따라 일어나는 것이다. 1시간마다 화장실에 가야 하기 때문에 잠을 잘 수가 없었다.

신속하게 한방약을 복용한 결과 1시간마다 화장실에 가던 것이 2~3시간으로 연장되었다. 그런데 그 후 조금도 개선되지 않았다. '아침에 눈을 뜰 때까지 화장실에 가지 않아도 되는 방법은 없을까?' 라고 생각하고 있을 때였다.

가끔 학회에서 만나는 한방의 대선배인 후지히라 겐 선생님이 "병은 8부내지 9부 좋아져도 나머지 1부~2부가 여간해서 낫지 않지요. 그럴 때는 자기의 오줌을 마시면 돼요."라는 것이다. 그 말을 들었을 때 '아! 그런 것이 있구나' 라는 느낌이 왔다.

어렸을 적에 할머니는 나의 오줌을 마셨다

내가 서너 살이었을 때 요료법을 경험한 적이 있다. 아침마다 할머니 방에 가서 내가 컵에 오줌을 누면 그것을 할머니가 드셨다. 할머니는 원래 병약했던 터라 나의 숙부이신 한의사에게서 음뇨를 권고 받은 것이다. 아무것도 몰랐던 나는 왜 할머니가 나의 오줌을 드시는지 정말 이상하게 생각했다.

실은 중국의 고전 약학서『명의별전』에는 음뇨의 효과가 기재되어 있다. 이미 2000년 전에 요료법의 효용이 알려져 있었다는 것은 참으로 놀라운 일이다.

후지하라 선생님의 말을 듣고 나는 그날부터 요료법을 시작했다. 매일 아침 한 컵의 오줌을 마셨다. 오줌을 마시고 열흘쯤 지났을까? 어느새 화장실에 가는 횟수가 줄었다. 그래서 요 비중을 재보기로 했다.

일반적으로 요의 비중(물에 대한 무게의 비)은 1.01~1.025가 정상이다. 나의 경우 요료법을 하기 전의 수치는 1.007인데 반하여 요료법을 한 후는 1.021로 상승했다. 즉 수치상으로 볼 때 체질 개선효과가 확실히 좋아졌다.

탈모가 줄었다

그 이후 나는 매일 아침 한 잔의 오줌을 마시는 것을 잊지 않는다. 나는 매일 아침마다 목욕을 하는데 최근에 와서는 머리카락이 잘 빠지지 않는다는 것을 알게 되었다. 예전에는 머리를 감으면 배수구에 머리카락이 많이 모였는데 그 양이 점점 줄어들었다.

이런 경험에서 환자들에게 요료법을 권하고 있다. 환자 중에는 이미 요료법을 실행하고 있는 사람이 많아서 새삼스럽게 그 효과에 대해 가르침을 받기도 한다.

병을 낫게 하는데 무엇보다도 중요한 것은 우선 병을 이기려는 강한 의지를 갖는 것이다. 그 일환으로 나 자신이 요료법을 열심히 실천하면서 환자들에게 권하려고 한다.

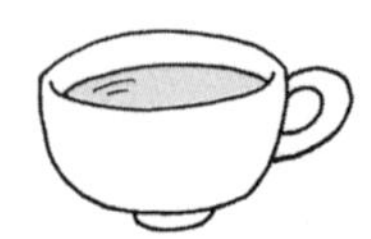

요료법으로
발의 통증과 변비가 해소된
치과 의사

히라노 데루오 | 나라현 치과 의사

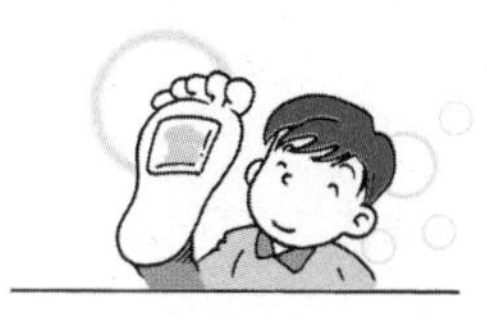

나는 20년 전부터 몸이 피곤하면 음료수를 마시듯이 오줌을 마셨다. 오줌을 마시면 좋다는 것을 책에서 읽고 치과의로서 의학을 공부하고 있었기 때문에 오줌이 더럽지 않다는 것을 알고 있었다.

그런 내가 본격적으로 요료법을 시작하게 된 것은 2년 전이다. 당시 아내가 심한 변비로 고생을 하고 있었다. 어느 날 서점에서 나까오 선생이 쓴 요료법 책을 발견하였다. 변비도 낫는다는 내용을 보고 아내에게 요료법을 권하기 위해 열심히 책을 읽었다.

이 무렵 요료법 보급을 위하여 전국을 돌아다니는 모리다 도미야의 활약을 TV에서 보기도 했다. 책과 TV를 통해 요료법의 효과를 알게 되었지만 아내는 여간해서 마음을 열지 않았다. 그래서 우선 나부터 요료법을 시작했다.

나는 예전에 오줌을 마신 적이 있기 때문에 편견은 없었고, 몸에 좋다는 확신이 있었다. 그때 마침 나도 위가 답답한 증세를 느끼고 있었기 때문에 서둘러 요료법을 시작한 계기가 되었다.

우선 아침에 일어나 첫 오줌을 200㎖ 마셨다. 그리고 저녁에 귀가하여 200㎖ 마셨다. 첫날 설사를 했지만 호전반응이라 생각되어 아침에 마시는 양을 반으로 줄였더니 설사는 곧 멈췄다. 설령 설사를 한다고 해도 세균 감염이 아니라는 것을 알고 있었다. 장이 세척된다는 기분이 들어 좋았다.

지금은 일주일에 한 번은 아침에 마시는 양을 200㎖로 늘려 일부러 설사를 유도하기도 한다.

가족 모두가 즐겁게 요료법을 하다

젊었을 때 가라테를 하면서 오른쪽 발을 다쳤던 적이 있었는데 요료법을 시작할 무렵 발의 통증이 재발하여 걷기 힘들 때가 종종 있었다. 나는 요료법이 발의 통증에도 좋을 것이라 생각했다. 그래서 오줌을 마시는 횟수를 늘려서 아침, 점심, 저녁 3번, 때로는 4번 마실 때도 있었다. 그렇게 심했던 발의 통증이 며칠 만에 거짓말처럼 사라졌고 걷고 달리는 데 불편함이 없어졌다.

아내는 나의 효과를 계속 지켜보더니 반년 후에 스스로 시작하게 되었다. 처음에는 소량으로 시작하여 지금은 200㎖로 늘렸다. 3개월이 지나자 변비가 완전히 해소되고 지금은 매일 변을 잘보고 있다. 아내는 오랜 괴로움이 해소되었기 때문에 기쁨과 동시에 놀라워할 뿐이다.

현재 아내는 하루 5회 500~1000㎖의 오줌을 마신다. 10세와 6세의 아이들도 동참하고 있어 모든 가족이 요료법을 즐기고 있다.

치과 의사의 눈으로 봐도 사람들은 너무나 약에 의존하는 것 같다. 이는 원래 우리가 지니고 있는 자연치유력을 약화시키고 있는 것이다. 이런 점에서 요료법은 놀라운 자연치료법이라고 생각한다.

나는 우리 치과에 요료법 동호회를 만들었다. 그리고 환자들이 질문을 하면 즐겁고 친절하게 상담해 주고 있다.

만성다발성 관절 류머티즘 치료에 활용한 정형외과 의사

야마자키 | 정형외과 의사(나라현 요시다 병원)

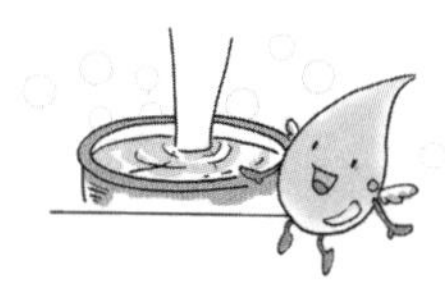

류머티즘은 넓은 의미에서 만성다발성 관절 류머티즘을 위시하여 류머티즈열 변형성 관절증 건초염, 오십견, 통풍 등 수족이나 등줄기 등에 통증이 있는 병을 통틀어서 일컫는 말이다.

만성다발성 관절 류머티즘은 수족의 관절이 염증을 일으켜 붓고, 통증이 심하면 관절이 파괴되어 변형된다. 게다가 전신에 여러 가지 다른 증상이 나올 수도 있다. 이 병은 자기 면역병의 하나로 그 이름처럼 만성이어서 치료하기 어렵고 전신의 여러 관절에 많이 발생한다.

만성다발성 류머티즘은 노인병이라고 치부하기 쉽지만 어린

아이 때도 발병할 수 있다. 30~60세대가 가장 많지만 만성화하기 때문에 고령이 되어도 이 병을 앓고 있는 사람이 많아서 노인병과 같이 생각되는 것이다.

남녀 별로 보면 여성이 남자보다 3배 이상 많다. 일본의 경우 환자 수는 40~50만으로 추정되고 있다. 넓은 의미에서의 류머티스성 질환은 순환기, 소화기, 호흡기 질환에 이어서 많이 나타나는 병이지만 국민들의 장수고령화와 함께 앞으로도 더욱 환자수가 늘어나게 될 것이다.

나는 위 수술 등 3회에 걸쳐 큰 수술을 받았을 정도로 병이 많았다. 그러나 62세부터 오토바이를 타기 시작하여 거기에 매료되어 73세에는 세계에서 가장 큰 1500cc 오토바이를 타고 건강을 만끽하게 되었다.

의사회지에 치료 결과를 발표하다

『일본 의사 신보』에 게재된 나까오 선생의 기사로 요료법이 임질환자에게 효과가 있다는 것을 읽고 관심이 생겼다. 그런데 『문예춘추』 11호의 요료법 5년의 결산이라는 기사를 읽어보니, 만성관절 류머티즘에도 유효하다고 쓰여 있었다.

나는 정형외과 의사로서 류머티즘 환자를 많이 치료하고 있지만 어떤 치료를 해도 효과가 없어서 어려움을 겪고 있을 때 이 기사를 읽었다. 곧바로 오줌을 시험해 봐야겠다는 생각이 들었다.

『문예춘추』를 읽은 다음에 오줌을 스스로 마셔 보았다. 이 정도면 누구나 마실 수 있겠다는 생각을 하게 되었고 환자들에게 권하기 시작했다. 그러나 대부분 얼굴을 찌푸리고 싫은 표정을 비쳤다. 그 중에 해보겠다는 환자가 한 분 있었다.

이 사람은 병력이 2년째 되는 54세의 남성으로 관절통이 너무 심해서 2주에 한 번씩 관절 주사와 스테로이드제의 주입, 소염진통제를 계속 복용하고 좌약까지 사용하는 중이었다. 그러나 오줌을 마시기 시작하고 2~3일 정도 지나자 관절통이 완화되고 관절에 물이 차는 것도 없어져 주사나 투약이 필요 없게 되었다. 자각증상뿐만 아니라 혈액검사에서도 수치가 호전되었다. 검사수치는 환자가 바꾸려고 해도 바꿀 수 없기 때문에 나의 예상보다도 훨씬 좋아진 것이라 확신한다.

이 사람에게 권한 후에 제수에게서 전화가 왔다. 제수도 35년째 관절 류머티즘 환자로 10년 전부터 스테로이드제를 복용하고 있었으나 몇 달 전부터 증상이 심해져서 다음 달에 있는 아들의 결혼식에 참석을 못할 것 같다는 내용이었다.

나는 "확실히 말할 수 있는 단계는 아니지만 요료법이 좋을 것

같으니 오줌을 마셔보는 것이 어떻겠냐?"고 물었다. 그랬더니 요료법을 실시해서 이틀째 되는 날 통증이 완화되기 시작하고 삼 주째에는 외출을 할 수 있게 되어 결혼식에도 무사히 참석하게 되었다. 주치의에 의하면 2개월 후에 실시한 혈액검사 수치도 수십 년 만에 처음으로 호전되었다는 것이었다.

이 두 가지의 예로 나는 자신 있게 다른 환자들도 설득하여 요료법을 하도록 했다. 그 결과를 모아서 『나라시 의사회지』에 발표했다.

요료법은 면역 요법과 유사하다

요료법은 면역 요법과 유사한 점이 있다. 현재의 면역학에서는 편도선 내의 임파조직에 T세포나 B세포 등이 있어서 혈중에 항체가 있으면 이 세포가 활성화된다고 한다. 나는 편도선이 있는 곳에 아마도 리세프터(수용체)가 있어서 혈액에서 오줌으로 이행된 항체가 이들의 임파구를 활성화한다고 생각한다.

사람에 따라서는 항체가 많이 나오는 사람, 얼마 나오지 않는 사람, 전혀 나오지 않는 사람이 있지 않을까, 그것이 병을 낫게 하는 정도의 차이가 되지 않을까라고 생각한다. 그러나 오십견이나 요통의 치유, 백발이 까맣게 된다는 등, 요료법에는 면역학만으로는 설명하기 어려운 유용성이 꽤 많다. 그리고 아직은 밝혀지지 않은 점들이 더 많다.

잔병이 없어지고 다양한 임상사례가 나타났다

요료법을 2년 반 정도 하면서 잠을 잘 잔다는 것이 무엇보다 좋다. 67세 때에 뇌경색으로 쓰러진 경험이 있는데 그 때 물을 많이 먹게 되었다. 그래서 밤중에 화장실을 가기 위해서 자주 일어났지만 충분히 잘 수 있었다. 안색이 좋아지고 백발이 약간의 흑발로 변했다는 얘기도 들었다.

요료법을 시작한 후로는 잔병이 없어졌다. 병원에서도 관절류머티즘 환자에게 요료법을 계속해서 권하고 있다. 호전되는 것을 체험한 후에는 다른 병을 앓는 사람에게도 적극적으로 권한다. 다행스러운 것은 모두가 좋아졌다는 것이다.

동생이 방광암 수술 후 암이 재발하여 혈뇨, 빈뇨, 배뇨통으로 고민하고 있다는 소식을 알려 왔다. 망설이지 않고 요료법을 권했더니 2주 후에 증상이 줄어들었고 방광 내시경으로 보아도 호전되었다고 한다.

또한 친구가 무릎이 아프다고 호소를 해서 요료법을 권했더니 무릎만 좋아진 것이 아니라 심장병도 좋아졌다고 했다. 그 이외에도 C형 간염인 사람, 당뇨병인 사람, 관절염을 앓는 사람 등 다양한 사람들에게 권했다.

병원에서는 처음에 요료법을 꺼리던 간호사들도 최근에 여성 환자들의 피부가 깨끗해지고 주근깨가 없어지는 것을 보고 마셔 봐야겠다는 마음을 갖기 시작했다.

동호회 사람들 중에는 남편이 요료법을 하기 때문에 아내도 마시기 시작하고, 친척이나 지인도 동참하고 있다고 알려 왔다.

가족이 요료법으로 건강을 유지하다

2년 전에 아들이 갑자기 왼쪽 어깨가 아프다며 옷을 입지 못하고 운전도 할 수 없게 되었다. 밤에 잠을 잘 수 없을 정도로 아프다고 호소해서 오줌을 마시도록 했더니 통증이 완화되어 운전도 편하게 할 수 있고 잠도 잘 잘 수 있게 되었다. 통증이 신속하게 완화되어 놀라웠다는 말을 했다. 그 이후 아들은 조금만 이상이 와도 요줌을 마신다.

아내는 무리한 운동으로 무릎이 아파서 요료법을 시작하게 되었으며, 20일 정도 지나자 호전되었다. 건강을 되찾자 그만 두었으나 내가 마시고 있고 다른 사람에게도 권하는 것을 알기 때문에 다시 마시기 시작한지 약 9개월 정도 되었다. 지금은 많이 걸어도 피로하지 않고 사람들이 아주 건강하고 젊어 보인다고 말한다. 아내의 경우에는 책을 읽고 감동하여 오줌을 마시기 시작한 것 같다. 따라서 다른 사람에게 권할 때에는 이해가 되도록 설명했을 때 진솔하게 들어주는 사람에게 요료법을 권하는 게 효과적이다. 나의 환자들 중에도 싫어하면서 마시는 사람들보다 쉽게 받아들이는 사람이 경과가 좋다.

나는 오토바이를 타면서 스트레스를 해소하기 때문에 더욱 건강해졌다. 또한 요료법이 내 건강을 지켜주는 멋진 동반자라고 생각한다.

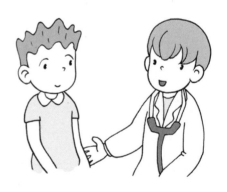

5명의 의사가 요료법에 대하여 솔직하게 말하다

Urine
Therapy

참석자	나까오 내과의원 원장 나까오 료이치
	사노 외과의원 원장 사노 가마따로
	이도병원 원장 고바야시 도시오
	고미야마진료소 원장 고미야마 세쯔꼬
	와따나베 피부과 원장 와따나베 사다오
사회	영문학자 사이또 죠우지

확실히 효과가 있다고 평가받는 요료법

요료법을 스스로 실천하고 환자들에게도 권하여 성과를 나타내고 있는 일본의사 다섯 명이 1991년 3월 2일 도쿄에서 모였다. 기독교대학 학장인 영문학자 사이또 죠우지 선생의 사회로 시작된 좌담회는 놀라운 체험담이 쏟아져 세계의 의료사를 변화시키는 요료법의 효과를 다시 한 번 확인하는 장이 되었다.

〈일본 소까이 잡지에서 발췌〉

식도암이 반년의 요료법으로 없어졌다

사이또 | 사회를 맡은 사이또입니다. 저도 나까오 료이치 선생이 소개해 준 요료법을 계속 실행해 온 사람입니다. 이런 입장에서 사회를 맡게 되어 무척 감회가 깊습니다.

나까오 선생이 의사 전문지 1991년 신년호에 '지난해는 요료법의 해였다' 고 기고하셨는데 유독 지난해에는 여러 잡지, TV 등의 매스컴에 요료법을 많이 소개하셨고, 그것을 읽거나 시청한 사람들의 반응도 컸습니다.

이 자리에 참석하신 선생님들은 이미 요료법을 실행하고 있는 분들입니다. 요료법을 실행하게 된 동기와 다른 사람들에게 권하게 된 동기, 그 경과 등에 대해서 우선 와따나베 선생부터 이야기해주시면 감사하겠습니다.

와따나베 | 저는 에지현에 살고 있습니다. 에지현에는 '에지보험신문' 이 발행되고 있는데, '인뇨(人尿)의 효과' 라는 타이틀로 시다라에 사는 82세 의사가 쓴 요료법 기사가 실렸습니다. 40년 동안 시달리던 류머티즘을 요료법으로 4개월 만에 고쳤다는 기사를 보고 관심을 갖게 되었습니다. 그때는 그냥 '그런 것이 있구나' 하고 알고만 지나갔는데, 비슷한 시기에 다른 의사도 실제 요료법을 해보고 효과가 있다는 것을 『소까이』 잡지에 기고한

것을 보고 '정말 대단하구나!' 라고 생각했습니다.

최근에는 도서관에 가서 자료를 찾아보았는데 어떤 의사 부인이 요료법 책을 빌려갔기 때문에 며칠을 기다린 후에야 읽을 수 있었습니다.

요료법에 대한 기사를 읽자마자 '해 볼 필요가 있구나' 라는 결심을 하고 마시고 있을 즈음, 어떤 사람이 요료법 비디오를 가지고 찾아왔습니다. 이것이 계기가 되어 철저히 해봐야겠다는 확신이 들었습니다. 그래서 눈을 씻어내기도 하며 열심히 했습니다.

스스로 체험을 해 본 것이기 때문에 확실히 부작용이 없다는 것을 알게 되었습니다. 그 후로 환자들에게 자신 있게 권하고 있습니다.

사이또 | 선생님은 스스로 요료법을 실행하시면서 저항감이 없었습니까?

와따나베 | 최초에는 저항감이 있어서 오줌을 들여다보고 마실까 말까 한참 고민을 했습니다. 마신 후에는 물로 입을 헹구기도 했습니다. 3일쯤 지난 후에는 약간 토할 것 같은 기분이 들었지만 참았습니다.

지난해 8월부터 계속하고 있는데 환자들에게 권할 때도 내가 마신다고 자신 있게 말하면 믿고 마셔봐야 되겠다고 결심하는 것을 보게 됩니다.

사이또 | 지난 가을 나까오 선생을 뵈었을 때 직접 설명을 하셨기 때문에 요료법을 시작했습니다. 『소까이』에 실린 글을 보면 '그냥 덮어놓고 믿는 자는 복된 사람이라.' 는 성서의 구절이 인용되어 있는데, 믿지 않으면 낫지 않는다는 말인가? 라는 생각도 들어요. 이런 부분에 대해서는 어떻게 생각하세요?

와따나베 | 정말 그런 의심이 들 수 있다는 생각이 드네요. 하지만 뭐든지 믿음을 갖고 실천하는 것이 좋다고 봅니다.

사이또 | 사노 선생은 암 말기 환자들을 특별 병동에 수용해서 치료하고 있다고 하시는데 현장에서의 귀중한 경험을 말씀해 주시겠습니까?

사노 | Y라는 50대 전후의 남성은 암 전문병원에서 식도에 폴립이 생겼다는 진단을 받았습니다. 정밀 검사 결과 악성 종양이었기 때문에 신속한 수술이 필요했습니다. 그러나 수술이 너무나 두려워서 우리병원을 찾아왔습니다.

내성적이었던 환자는 다니던 직장을 이직했을 뿐만 아니라 독신으로 모친을 모셔야 한다는 스트레스 등이 암의 원인이 되었다고 생각합니다. 또한 애연가로 골초였습니다. 우리병원에 입원해서 요료법을 중심으로 식사요법, 마루야마 백신 등의 치료를 병용했고, 한 달 만에 퇴원해 5개월 동안 통원 치료를 했습니다. 약 반년이 지나자 식도의 종양은 사라지고 점막이 조금 흐트러져 있는 정도였습니다. 본인은 아주 건강하다고 느끼며 남이 보아도 암 환자라고는 보이지 않았습니다.

의사인 나로서도 반년 동안의 요료법만으로 암이 재발되지 않을까? 걱정을 했지만 환자가 낫는다는 확신을 가지고 의사의 지시에 따라 식사요법을 열심히 했기 때문에 대단히 상태가 좋아진 것입니다. 반년 만에 악성종양이 완치된 것은 대단히 놀라운 결과입니다.

또 한 사람은 오사카 사람입니다. 직장에 종양이 있었기 때문에 바륨(환부 촬영 시 진단하기 쉽게 사용하는 약제)을 투여했더니 대장이 매우 가늘어져 있었습니다. 이 사람은 전기기술자로 전봇대를 오르내리는 일이 많았습니다.

친구로부터 "직장 수술을 하면 인공항문을 달아야 된다, 인공항문을 달면 일을 할 수 없고 항암제를 써도 1년도 채 못 되어 죽는다"라는 말을 들었기 때문에 죽을 바에는 고통스러운 검사나 항암치료를 하지 않겠다는 생각으로 4년 정도 병을 방치해 두었습니다.

결국 암이 점점 커져서 변이 나오지 않게 되었습니다. 나에게 왔을 때는 손가락이 항문에 들어가지 않는 상태였습니다.

이 정도면 보통 병원에서는 배를 절개하고 종양이나 임파선

(인체조직에 영양을 주는 세균의 침입 등을 억제하는 역할을 맡은 임파액의 통로에 있는 덩어리)을 전부 떼어내고 인공항문을 답니다. 서양 의술로서는 그렇게 수술을 하지만 우리병원에서는 일단 종양만 떼어내는 간단한 수술을 했습니다.

수술 뒤에는 요료법으로만 치료하고 항암제나 다른 약은 사용하지 않았습니다. 이 환자는 수술을 하면 다시는 집으로 돌아가지 못할 거라는 각오를 했지만, 우리병원에서 수술을 무사히 받은 후 오사카로 돌아갔습니다. 한참 뒤에 환자에게서 받은 경과보고에 의하면 매우 활기차게 생활하고 있었어요.

이렇게 요료법과 식사요법 등을 병행한다면 임파선을 전부 떼어내야 하는 수술을 할 필요가 없지 않을까 싶습니다. 그런 수술을 하고 항암제를 사용해도 겨우 1~2년 지나면 환자가 사망하는 경우가 많습니다. 그러나 이 사례와 같이 장애가 된 부분만을 간단히 떼어내고 요료법으로 치료하면 좋은 결과를 얻을 수 있습니다.

또 한 사람은 45세의 여성으로 자궁과 난소에 암이 생겨서 개복수술을 시도했지만 그냥 닫은 상태로 항암치료를 하다가 다시 수술을 시도해서 오른쪽 난소만을 제거한 사람입니다. 그 후에도 방사능 치료와 항암치료를 하는 바람에 머리카락이 다 빠져서 어쩔 수 없이 우리병원으로 온 사람이에요.

이 사람을 검사해 보니 자궁과 난소에 있던 암덩어리들이 너무 커져 하나로 합쳐진 상태였습니다. 이 사람에게도 요료법을 권하고 식사요법과 마루야마 백신을 주었습니다. 얼마 후 사진으로 확인하니 아주 깨끗해졌어요. 이제는 체력을 회복하여 항암제도 거절하고 요료법에 전념하고 있습니다.

와따나베 | 두 번째 사람은 언제부터 요료법을 시작한 건가요?

사노 | 이 사람은 일 년 전부터 요료법을 시작했습니다. 우리 병원에 온 사람들은 대부분 요료법을 하고 있습니다. 일 년 정도 전 후인 것 같은데 『소까이』 잡지를 보고 시작한 사람이 많습니다. 예를 들면 병원에 입원하여 항암제 치료를 받을 때도 요료법을 하고 있는 사람과 하지 않은 사람 간에는 그 효과가 큽니다. 요료법을 열심히 하는 사람은 방사선이나 항암제의 부작용이 적어서 고생하지 않고 좋은 경과를 보게 되지요. 요료법의 위대함을 점점 더 느끼게 됩니다.

에이즈 환자가 정상적인 생활을 하다

고바야시 | 저는 4년 전에 발간된 '일본의사 신보'에 나까오 선생이 쓴 기사를 읽고 요료법을 시작하는 계기가 되었습니다. 대상포진으로 생긴 심한 신경통이 요료법으로 나았다는 기사를 읽

었지요. 그 후 진찰을 받으러오는 환자들 중 별다른 차도가 없는 환자에게 요료법을 권했습니다.

저도 지난해 봄, 전신이 가려운 노인성 궤양증에 걸려 여러 가지 치료를 해보았지만 낫지 않았습니다. 요료법을 권하려면 자신부터 해야 된다고 아내가 권했지만 와따나베 선생이 말한 것처럼 처음에는 저항감이 있었습니다.

그러나 오줌을 마시기 시작하자 가려움이 점점 없어져 갔습니다. 신기하다는 생각으로 계속 요료법을 하였으며 지금도 지속하고 있습니다. 그러는 사이에 병은 완치되었습니다. 아내는 천식이 있었는데 요료법을 시작하고 나서 나았습니다.

지금 우리병원에는 위암 말기 환자가 있습니다. 현재 진행 중인 암이지요. 수술을 해도 회복이 어려워서 3개월 시한부라던 77세의 환자인데 지난 8월경부터 요료법을 시작하여 현재도 치료 중에 있습니다. 남은 인생은 알 수 없지만 요료법을 계속 권하고 있습니다.

사이또 | 고미야마 선생은 부인과 전문이신데 여성에게 요료법을 권하면 어떤 반응을 보입니까?

고미야마 | 제가 요료법을 알고 시작한 것은 극히 최근입니다. 간장암 환자가 찾아왔는데 미국에서 검사를 했더니 에이즈(인체의 면역물질이 점점 파괴되어 가는 병)라는 결과가 나와서 그냥 귀국

을 했다고 하더군요.

지난해 11월쯤에는 세면기 가득 출혈이 있었다는 전화를 받았습니다. 이 정도면 죽음을 당연히 받아들이는 수밖에 없어 보였습니다. "선생님, 수혈이라도 해 줄 수 없겠습니까?"라는 호소에 수혈과 링거를 처방하고, 백신치료도 병행했습니다. 그런데 그 환자는 요료법을 하고 있다고 말했습니다. "선생님, 요료법이 어떤 것입니까?"라고 묻기에 처음으로 요료법에 대해 알게 된 것입니다.

사이또 | 미국의 Water of life institute의 회장이며 스위스 사람인 베아트리체 바넷 여사가 있는데 지압 치료를 전문으로 하다 차츰 요료법에 주목하게 되었다고 합니다. 『요료법의 기적』이란 책을 썼는데 그 중에 에이즈에 대한 것이 있었습니다.

요료법으로 에이즈까지 치료되는 것은 아니지만 고미야마 선생이 에이즈 환자에 대해 말씀하시니 관심이 가는군요. 그 에이즈 환자는 경과가 어떻게 되었습니까?

고미야마 | 그 환자가 요료법을 궁금해 해서 권했습니다. 요료법이 만병통치라고 믿었기 때문이지요. 이후에 환자를 만났을 때 '요료법이 어땠습니까?' 라고 물었더니 3개월 정도 마시고 있다고 했습니다. 이상한 점은 출혈이 있을 때 색이 무척 검붉었는데 깨알 같은 것이 많이 들어 있었다고 했어요. 종양이 나온 것

이 아닌가란 생각이 들고 병이 나을지도 모르겠다는 느낌이 왔다고 하더군요. 그래서 요료법과 백신요법을 계속하라고 자신 있게 권했습니다. 연말이 되자 "어쩌면 살 수 있을 것 같습니다"라고 하더니 얼마 후에는 "덕분에 아주 건강해졌고, 걸어 다닐 수 있게 되었습니다."라고 하는 것이었습니다.

얼마 전에 그 사람을 만났는데 놀랍게도 마작게임을 하고 있었습니다. 자각증상은 없고 매일 2km씩 걷고 있다고 말해 깜짝 놀랐습니다. 그렇게 짧은 시간 안에 요료법으로 에이즈 증상이 사라졌다는 것은 참 놀라운 일입니다.

사이또 | 대단히 귀중한 경험을 하셨군요.

고미야마 | 출혈은 요료법의 반응이었다고 생각합니다. 백신요법은 이미 일 년쯤 전부터 하고 있었으니까요.

나까오 | 아… 그러고 보니 그분의 예와 같이 폐에 종양이 있는 사람도 요료법으로 출혈을 한 적이 있었습니다. 출혈을 하면 이후에는 점점 좋아진다는 보고가 많습니다. 놀라울 정도로 출혈이 있었다는 것입니다.

또 하나, 에이즈에 관한 이야기인데 에이즈에는 결정적인 다른 치료법이 없다는 것도 한 몫 한 것 같습니다.

오줌을 마시면 체내의 식균세포가 증식하는 것 같습니다. 이 식균세포가 에이즈 바이러스를 먹어치우면 치료용 백신이 필요

없기 때문에 요료법을 권했던 것입니다. 게다가 요료법에는 호전반응이 나타나는 사람이 많습니다. 류머티즘이나 통풍인 사람 중에는 많은 약물로 인체가 오염되었기 때문에 그런 반응이 더욱 강하게 나타납니다.

이런 경우를 지혜롭게 잘 넘기지 않으면 다시 약물치료를 하게 됩니다. 의사가 요료법을 충분히 연구하고 제대로 조언해준다면 그런 반응을 이겨낼 수 있으며 병도 빨리 완치될 수 있습니다.

그러나 현재는 병원에서 현대 의학으로 치료 불가능하다는 처방을 받은 사람들이 마지막 방법으로 의사의 도움 없이 몰래 집에서 요료법을 하고 있는 실정입니다. 따라서 진정한 의미에서는 환자들이 요료법을 시작하는 시기를 놓치고 있다고도 할 수 있습니다. 좀 더 이른 시기에 요료법을 시작한다면 더 좋은 효과를 볼 수 있을 텐데 정말 아쉬운 일입니다.

국립 암센터 인근 병원에서 근무하는 여의사 한 분이 이 센터에 다니면서 3년 동안 항암제 치료를 받고 있었지만 이것으로는 안 되겠다는 것을 느꼈답니다. 그래서 항암치료를 그만두고 요료법을 시작했는데 불과 3개월 만에 암이 사라졌다는 결과를 받았다고 합니다.

사실은 이렇게 좋다는 것을 알면서도 대부분의 사람들은 실행하지 않습니다. 그리고 자기 스스로의 경험이 없기 때문에 다른 사람들에게 권할 수도 없습니다.

건강잡지에 요료법에 대한 기사가 기재된 후에는 전국적으로 널리 알려졌습니다. 이렇게 해서 요료법의 효과에 대해 알게 된 환자들은 그야말로 지푸라기라도 잡는 심정으로 오줌을 마시게 되는 것입니다.

한국에서 편지가 왔는데 그 분은 잡지를 보고 요료법을 알게 되어 시작했고, 주위 사람들에게 열심히 알려서 현재는 80명이나 요료법을 하고 있다고 합니다. 80명이 요료법을 계속한다는 것은 요료법이 무해하며 확실한 효과가 있다는 것을 증명하는 공개 실험입니다. 일본대학이 전부 힘을 합친다 해도 할 수 없는 일입니다. 이런 사실을 보고해 주니 정말로 고마울 따름입니다.

사이또 | 나까오 선생은 1937년에 이미 임질환자에게 오줌을 마시도록 했다고 들었습니다. 그 후, 미얀마전쟁에서 심각한 기아상태의 병사들에게 요료법을 권한 일화가 널리 알려졌습니다.

나까오 | 미얀마전쟁뿐만이 아닙니다. 몇몇 재난상황 중 먹을 것이 없는 상태에서 요료법을 하여 효과를 보았기 때문에 훌륭한 체험이 된 셈이지요.

사이또 | 실은 저도 건강잡지 기사를 본 많은 분들로부터 전화를 받았습니다. 그 중에 잊지 못할 분이 있는데 영국에서 나서

영국에서 자랐다는 여자 분입니다. 나이는 70세 정도로 교원병(혈관 등의 조직에 변화가 일어나 많은 장기가 침해되는 병)을 앓고 있어서 요료법에 유일한 희망을 걸고 계속 마시고 있다는 것입니다. 기분도 점점 좋아지고 있으며 자신만이 아니라 남편에게도 권하여 남편의 건강 상태도 아주 좋아졌다는 얘기를 해 주셨습니다.

그 분은 가족뿐 아니라 이웃의 미망인에게도 권하여 요료법의 효과를 믿고 실천하고 있다는 것입니다. 믿고 한다면 정말 좋은 효과를 보게 될 거라는 확신이 듭니다. 와따나베 선생께서도 이 문제에 대해 한 말씀해주십시오.

와따나베 | 에이즈가 요료법으로 나았다는 예가 일본에서 나온다면 그 영향이 대단히 클 것이라 생각됩니다. 자연이 파괴되어 지구 환경 자체가 위험해져 가기 때문에 건강을 유지하기 위해 열심히 요료법을 한다는 사람들이 있습니다. 또한 전문 등산가들도 극한상황에서 살아남기 위해 오줌을 마신다는 것을 알고 있는 것 같습니다.

앞으로 다양한 천재지변이 일어날 경우를 대비해 오줌을 마시는 방법을 알고 있으면 건강을 지킬 수 있습니다. 원래 인간에게는 자연치유력이 갖추어져 있기 때문에 요료법으로 보강하면 건강하게 살아갈 수 있지 않을까 생각합니다. 될 수 있으면 많은 사람들에게 요료법을 가르쳐주어야 한다고 생각합니다.

고바야시 | 사가현에서 요료법을 하는 의사는 저 뿐입니다. 저는 요료법의 효과에 대한 슬라이드까지 만들어서 학교 보건선생들에게 설명하고 권했지만 아무도 관심을 갖거나 실천하지 않는 것 같습니다.

저는 의사에게 받은 약과 함께 요료법을 병용하면, 오줌만 의지하는 것보다 안전하다고 권하고 있습니다.

나까오 | 그래요, 병용이 좋습니다.

고바야시 | 그런데 일반 사람들은 며칠 먹어 보고 효과가 없으면 그만둡니다. 최근에는 환자들이 질병치료에도 스피드를 요구합니다. 열을 즉시 내리게 하거나 통증을 단번에 없애지 않으면 효과가 없다, 저 선생은 아니라고 단정 짓습니다. 그러나 저는 시간이 조금 더 걸리더라도 병의 원인을 완전히 제거하고 제대로 치료하는 것이 좋지 않겠느냐며 요료법을 권합니다.

최근에는 요료법이 천식에 아주 잘 듣고 갱년기 장애에도 탁월한 효과를 나타내는 것 같습니다. 50세 전후 갱년기 장애가 있는 사람은 요료법을 병용하는 것이 정말 좋다고 생각합니다.

나까오 | 지금 얘기한 것과 같이 스피드라는 것에 문제가 있습니다. 요료법도 초기 병에는 훨씬 빨리 효과가 나타나지만 말기에는 효과가 느린 것 같습니다. 또 요료법에도 적용시기가 있는 것 같습니다. 그러나 그것보다 더 중요한 것은 역시 질병의 예방

이지요. 컵의 3분의 1 정도라도 매일 꾸준히 마시면 모든 질병을 예방하는 효과를 봅니다. 병에 걸리지 않을 거라는 마음이 생기면 건강해지기 마련입니다.

믿고 마시는 사람일수록 효과가 빨리 나타난다

사이또 | 요료법을 적극적으로 권하면 오해하는 사람이 있을지 모르지만, 의사들은 환자의 생사여부를 책임지고 있기 때문에 자극적인 말을 할 수밖에 없습니다. 앞서 나까오 선생이 말한 것처럼 타이밍의 문제, 시작할 때가 있고 빠르면 빠를수록 좋기 때문에 더욱 극단적으로 권하게 되는 일이 있습니다.

저는 교사라서 아이들에게 오줌을 마시라고 명령만 하면 모두 마시게 됩니다. 그래서 많은 효과를 볼 수 있지만 일반인의 경우 요료법을 타인에게 권한다는 것은 참으로 어려운 것 같습니다.

나까오 | 규슈의 병원에 근무하는 한 간호사가 편지를 보내왔습니다. '저는 요료법을 권했을 때 곧바로 수긍하는 사람에게만 전하지, 이유를 붙이는 사람들에게는 권하지 않습니다. 그런 사람에게는 권해도 효과가 없습니다. 의심이 많은 사람들은 두뇌가 브레이크를 걸어서 병을 물리치는 면역물질이 체내에서 생산되지 않기 때문에 차라리 마시지 않는 게 낫습니다. 마셔봤자

별 효과가 없습니다.' 라는 내용이었는데 정말 그렇다고 생각합니다.

와따나베 | 요료법을 권해도 마시지 않는 사람들은 생명이 위태롭지 않는 이상 그런 것은 마시지 않겠다며 여러 가지 이유를 대지요. 요료법을 잘 받아들이고 시작하게 되는 것도 하나의 인연이라고 생각합니다. 무리하게 권하지 않는 것이 좋습니다. 마시는 사람은 순수하게 잘 마시지만, 마시지 않는 사람 가운데는 몇 번을 권해도 자기는 하지 않으면서 다른 사람에게 권하는 사람도 있습니다. 소개를 받은 사람이 항암제를 사용하지 않고 요료법으로 암이 완치되는 것을 보고는 자신도 시작하게 되더군요.

사이또 | 이번에는 호전반응에 대해서 선생님들의 고견을 듣고 싶습니다. 저는 요료법을 시작한 지 반년쯤 되었습니다. 고질병이던 심근경색이 요료법으로 완전히 사라졌습니다. 지금은 외출할 때 약을 휴대할 필요가 없습니다. 말하는 것이 나의 직업인데 목 상태가 나쁘면 대단히 곤란합니다. 그런데 요즘은 목 상태가 좋지 않습니다. 이것이 호전반응이라 믿고 있기 때문에 우울하지는 않습니다. 긍정적으로 생각하고 있습니다. 그러나 호전반응에 대해서 좀 더 자세히 알고 싶고 많은 사람들에게 미리 널리 알려야 된다고 생각하는데 어떻습니까?

와따나베 | 호전반응이란 표현은 대단히 좋다고 생각합니다. 한방에서는 명현이라고 하는데 호전반응이란 희망을 가질 수 있는 현상으로 저도 요료법을 시작한 후 나까오 선생의 책에 있는 호전반응들이 몇 가지 나왔습니다. 아주 심할 때는 소량만 마시든지 며칠 중단했습니다. 그랬더니 점점 증상이 없어지고 치료 효과가 나타났습니다. 역시 그런 것들이 호전반응이었다고 생각합니다.

고미야마 | 호전반응에 대해서는 처음부터 잘 설명해 주어야 합니다. 남자들은 대부분 순순히 시도하지만 여성은 대부분 "그런 것을 어떻게?"라며 반문합니다. 우선 '더럽다'는 선입견 때문에 요료법을 실천하기 싫어합니다. '소변은 깨끗하다'는 것을 납득시켜야 하기 때문에 처음에는 무리가 따릅니다. 또한 여성의 경우에는 방법을 잘 가르쳐주지 않으면 안 됩니다. 오줌 자체는 무균 상태로 깨끗하지만 오줌을 컵에 받아 마실 때까지의 청결 상태도 중요하기 때문입니다.

딸꾹질, 임질, 간경변이 호전되었다

사노 | 저는 오줌에 대한 이미지를 좋게 하려고 외래 환자를 보는 진료실 책상 위에 차 대신 오줌을 받은 컵을 두고 마시면서

이야기합니다. 이렇게 함으로써 얻어지는 요료법 광고 효과는 아주 큽니다. 한 사람, 한 사람을 설득해 나가는 것이 중요하니까요. 자기가 마시고 병이 나으면 다른 사람들에게도 알리고 싶은 것이 사람의 본능이잖아요. 한 사람이 두 사람에게 두 사람이 네 사람에게… 이렇게 전달되어 널리 퍼지고 있습니다.

나까오 | 나이 드신 분이 젊어지기 위해 처녀의 오줌을 마신다는 얘기는 이전부터 들어왔습니다. 그리고 화상에 바르는 경우도 많이 보고 자랐습니다. 화상에 대해 알고 있는 일화가 있습니다. 소련에서 화상을 입은 아이를 치료한 이야기가 화제가 되었는데 그 때 신문기사의 제목이 '옛날 사람들은 화상을 입었을 때 즉시 환부에 소변을 발랐다. 그것으로 흉터 없이 나았다.' 라는 것이었죠. 선인들의 지혜를 엿볼 수 있었습니다.

고바야시 | 옛날에는 요소요법(尿素療法)이라는 것이 있었지요.

사노 | 있었습니다. 요소(尿素)연고라는 고약도 있었습니다.

나까오 | 그에 대한 일화가 있습니다. 어느 날 오끼나와에서 전화가 왔는데, 딸꾹질이 십년이나 계속되어 낫지 않는 사람(물론 계속해서 한 것은 아니나, 그 정도로 딸꾹질을 자주하는 사람)이 오끼나와 병원을 모두 다녔지만 헛수고였고, 대학병원에서 신경 절단까지 했는데도 낫지 않았다고 합니다. 오줌을 마셔보라는 어떤 분의 이야기를 듣고 실천했더니 금방 딸꾹질이 멎었다고 합니다. 그런데 반

나절이 지나니 또 딸꾹질이 나왔다고 해요. 어느 정도 마시면 좋을지 모르겠다며 나에게 전화를 했습니다. 컵으로 반 정도의 양은 부족하니 하루에 나오는 모든 오줌을 마셔보라고 권했습니다. 그대로 실천했더니 딸꾹질이 완전히 멎었다고 했습니다.

또 한 사람은 임질이 십년 동안 낫지 않았다는 여성입니다. 어떤 치료를 했냐고 묻고 싶었지만 어쨌든 지금껏 낫지 않았다고 합니다. 그래서 걸쭉한 하얀 소변이 나오지만 그것이라도 마시면 되냐고 물었습니다. 내게 문의하기 전에 어떤 의사에게 문의했더니 그것을 마시는 것은 위험하다는 말을 들었다는 것입니다. 그래서 다시 확인한다고 편지를 보내왔습니다.

나는 끈적끈적한 것이라도 좋으니 마시라고 답신을 보냈습니다. 그대로 실천하기가 힘들었지만 꾹 참고 열흘을 계속 마셨더니 오줌이 수돗물처럼 깨끗해졌다는 보고를 했습니다. 그와 같이 균이 들어가 탁해진 오줌 등 상식적으로 생각하면 절대 안 될 것 같은 오줌도 약이 됩니다. 다른 사람들은 믿을 수 없다고 생각하겠지요. 그러나 저는 전쟁 중에 체험으로 요료법의 기적을 완전히 확인했던 터여서 자신 있게 권할 수 있습니다.

또 한 사람은 시카고 사람으로 간경변으로 복수가 찬 상태였습니다. 어느 병원에서 쇠뜨기풀을 삶아서 마시라고 했답니다. 그것도 강가에서 나는 것이어야 한다고 해서 구해서 차 대신 마셨더니 한 달 만에 복수가 빠졌다고 합니다.

이번에는 간경변이 완전히 나으려면 쇠뜨기를 마셔서 나온 소변을 마시라고 권하더라는 것입니다. 환자는 놀랐지만 의사의 말 대로 했더니 간장의 통증도 없어지고 4개월이 지나자 완치되었다고 합니다. 그런데 그 후 여러 가지 호전반응이 나왔다고 합니다. 그래도 참고 계속 마셨더니 한 달이 지나자 호전반응도 전부 없어졌답니다. 현재도 쇠뜨기와 요료법을 계속하고 있다고 합니다. 이 환자는 오줌이 만들어지는 근원을 물 대신 쇠뜨기를 삶은 즙으로 한 셈입니다. 더 효과가 좋았다고 볼 수 있습니다.

사노 | 네, 차를 마신 후의 요료법도 참 좋지요. 병원에서 고려인삼 엑기스가 들어간 차를 마시고 있습니다.

사이또 | 저도 나까오 선생을 처음 만났을 때 아주 대범하고 개방적이며 자신감에 넘치는 분이라 이런 분이 말하는 것이라면 정말 효과가 있겠다고 생각했습니다. 이런 점들은 환자를 대할 때 의사가 취할 수 있는 중요한 태도라고 생각합니다. 병이 나으려면 의사를 신뢰하지 않으면 안 됩니다. 요료법이 좋다는 것을 모두가 아는 이상 이런 좋은 요법을 지켜나가서 더욱 활성화시켜야 한다고 생각합니다.

와따나베 | 소련의 원전 사고에 노출된 아이들의 백혈병 치료에 요료법을 권하고 싶습니다. 참으로 마음이 아픕니다.

나까오 | 실제 히로시마 원폭증에 걸린 사람이 요료법으로 상태가 호전된 것을 보았습니다. 실제로 요료법을 하지 않았다면 자신감을 가지고 권할 수 없지요. 실제로 효과를 확인하면 사노 선생처럼 확신을 가지고 권할 수 있습니다. 저는 79세가 되었지만 어디에서 어떤 사람이 뭐라고 해도 무섭지 않습니다. 이런 용기가 어디에서 나왔는가를 생각해보면 건강잡지인 것 같습니다.

요료법에 관한 기사를 기고해서 일본 내의 사십만 명 이상에게 읽혔기 때문에 '마셨다, 효과가 좋다, 해가 없었다.' 는 소문이 자자하게 퍼졌습니다. 기사의 진실성은 잡지의 명운을 좌우하는 것이지요. 『소까이』 잡지가 성공하고 있다는 것은 요료법의 효과가 검증을 받았고 그 기사가 진실했다는 것을 많은 사람들이 인정했다는 것을 말해줍니다.

현미경으로 오줌을 살펴보면 잡균이 하나도 없다

고미야마 | 저는 12월 6일부터 요료법에 대한 기록을 시작했습니다. 우선 저를 포함한 7명이 요료법을 시작해서 6일, 다음에는 10일, 이렇게 며칠에 한 번씩 어떤 반응이나 효과가 있었는가를 쓰고 있습니다. 현재 요료법을 하는 사람은 65명으로 늘어났습니다. 이렇게 요료법을 시작하여 3개월쯤 되면 여러 가지

결과가 나올 것이라 생각하고 있습니다. 오늘 아침에는 오줌으로 얼굴을 씻고 나왔습니다.

고바야시 | 제 아내는 오줌으로 팩을 하고 있습니다.

고미야마 | 오줌으로 머리를 감고 얼굴과 눈을 씻고 있는데 코는 아직 시도하지 않았습니다. 아마 좋을 것이라 생각합니다. 환자들에게도 그렇게 말하고 있습니다.

고바야시 | 위가 나쁘다는 환자가 있었습니다. 그 사람은 여러 가지 치료법을 시험해 봤으나 잘 낫지 않았다고 합니다. 저는 그 사람에게 오줌을 마시라고 권했습니다. 그랬더니 일주일쯤 지나자 "선생님, 오줌을 마시니 정말 좋은 것 같습니다."라고 말했습니다.

고미야마 | 요료법은 수족 냉증에도 잘 듣습니다. 수족 냉증은 여러 가지 약을 써 봐도 여간해서 낫지 않는 아주 힘든 병인데 요료법으로 잘 낫습니다.

와따나베 | 지병을 가진 사람이 있었는데 요료법을 권했더니 일 개월쯤 뒤에 다른 증상의 병들까지 다 좋아졌다고 알려왔습니다.

나까오 | 오줌을 마시지 않고도 효과를 보는 것은 무좀입니다. 매일 자기 전에 붓으로 오줌을 묻혀서 환부에 바르고, 마르면 또 발라서 그대로 양말을 착용하고 자면 일주일 정도 지나 무좀이

완치됩니다.

와따나베 | 벌레에 물렸을 때 암모니아를 바르지요. 오줌이 좋다는 것은 암모니아 때문일 거라 생각하고 있었습니다. 그런데 실은 금방 나온 오줌에는 암모니아가 많지 않습니다.

사노 | 오줌에는 진통작용도 있고 여러 가지 호르몬도 함유되어 있습니다.

와따나베 | 오줌을 눈에 넣어도 이상 증세는 없습니다.

사노 | 오줌은 원래 혈액성분이기 때문에 눈, 코에 넣어도 문제가 없습니다. 체액과 같다고 생각해도 좋습니다.

고바야시 | 위장병 환자가 여기저기 병원에 다녀도 낫지 않았습니다. 이 사람에게 요료법을 권했더니 상태가 좋아져서 체중이 3kg나 늘었습니다.

사노 | 요료법을 하면 마른 사람은 살이 찌고 비만인 사람은 빠지는 경향이 있습니다. 생체 밸런스를 유지시키는 역할을 하는 것 같습니다.

와따나베 | 비듬도 없어지지요.

고미야마 | 두피 습진이 아주 심한 사람이 있었는데 요료법을 계속했더니 습진이 말끔히 없어졌다고 합니다.

사이또 | 참으로 고맙습니다. 다음은 요료법을 실천할 때 여러 가지 주의할 점이 있다면 들려주십시오. 또 환자 쪽에서 여러 가

지 의문이 나오는데 그에 대한 답변도 중요하다고 생각합니다.

사노 | 저는 요료법을 나까오 선생으로부터 배웠기 때문에 3년간 스스로 실천했습니다. 그 때 두 가지 문제가 있다고 생각했습니다. 하나는 '오줌은 더럽지 않을까?' 라는 것입니다. 또 하나는 '요료법을 계속하면 어떤 부작용이 있지 않을까 또는 오줌은 독이 아닐까? 노폐물이 아닐까?' 하는 것들이었습니다. 하지만 우리가 현미경으로 들여다봐도 정상인의 오줌에는 잡균이 하나도 없습니다. 오줌이 더럽지 않다는 것은 의사라면 누구나 알고 있는 사실입니다. 또 하나, '오줌은 노폐물이므로 오랫동안 마시면 해가 되지 않을까?' 하는 의심인데 스스로 마셔보고 3년이 지나도 전혀 해가 없다는 것을 알았습니다. 그래서 환자에게 요료법을 권할 때는 "미리 마셔두면 노화도 진행되지 않고 또, 이미 노화된 것도 다시 젊어진다. 언제까지나 건강하게 기분 좋은 노후를 맞이할 수 있다."고 설득하고 있습니다.

사이또 | 선생님이 하시는 말은 대단히 설득력이 있습니다.

나까오 | 요료법을 쉽게 시작하는 키포인트라면 우선 컵에 얼음을 넣고 그 안에 오줌을 받아 희석시켜서 마시는 것입니다. 그렇게 하면 오줌 맛이 별거 아니구나 하며 쉽게 마실 수 있습니다. 예방이 목적이라면 한 잔으로 충분합니다. 우선 '한 잔의 오줌 마시기' 운동을 시작하는 것이 좋다고 생각합니다.

요료법은 우울증에도 효과가 좋다

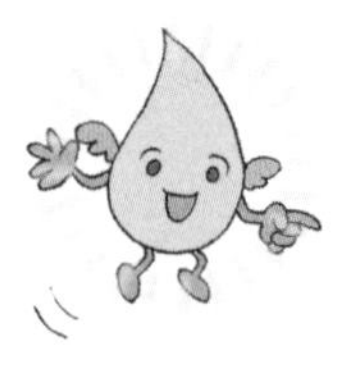

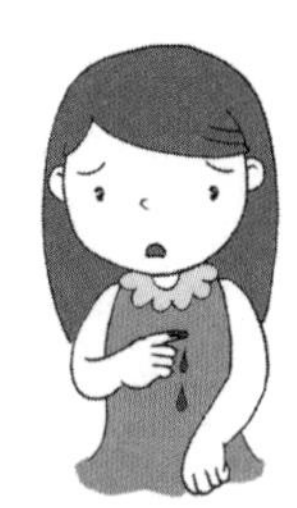

와따나베 | 많은 환자들이 "오줌은 노폐물이 아닙니까?"라는 질문을 합니다.

고바야시 | 특히 교육수준이 높은 사람일수록 더 그렇습니다.

와따나베 | 오줌은 노폐물이 아니라 인체에 꼭 필요한 성분이지만 여분으로 남는 것들이 배출되는 것이라고 말하고 있습니다.

사노 | 저는 그런 질문에는 오줌은 잉여물이라고 말해줍니다. 여름에 맥주를 한 컵 마시면 곧바로 소변을 보게 됩니다. 이 물은 노폐물이 아닙니다. 많은 물이 인체에 들어왔기 때문에 남은 것을 내보내는 것입니다. 오줌에 들어 있는 성분도 그렇습니다. 나이를 먹으면 위장 기능이 저하되기 시작합니다. 따라서 몸에 오줌을 채워두는 힘이 약해져서 배설하게 되는 것입니다. 인슐린 등의 호르몬까지도 포함됩니다.

고바야시 | 전립선 비대인 사람들에게 오줌을 마시게 했더니 설사를 한다고 합니다. 대체로 변통은 잘되는데 설사를 한다면 양을 조금씩 줄여보라고 권합니다.

고미야마 | 설사를 더러 하지요.

사노 | 설사는 호전반응 중에서 가장 흔한 증상이지요. 발열도 그렇고요.

고바야시 | 위를 수술한 중학교 교장선생님이 있는데 요료법을 시작하여 상태가 대단히 좋아졌다고 했습니다.

나까오 | 설사를 하는 사람의 경우에는 마시는 시간도 문제입니다. 공복이 아니라 식간에 마시는 것도 좋습니다. 저는 오줌을 마시는 방법을 스스로 연구하라고 권합니다. 이렇게 마셔야 한다고 정해진 법은 없기 때문에 한 컵부터 하루에 나오는 것을 모두 마시는 등 여러 가지 방법이 있습니다. 전부 마셔도 아무런 해가 없기 때문에 자신한테 맞는 방법을 연구해서 마시도록 권합니다.

사이또 | 현대는 스트레스 시대라고 말하고 있습니다만 요료법에 의해서 스트레스가 해소된다면 얼마나 좋겠습니까?

사노 | 20년 간 우울증을 앓던 환자가 오줌을 마신 다음 날부터 좋아지기 시작하여 우울증이 나은 경우도 있습니다. 환자의 남편이 기쁨에 넘치는 목소리로 감사의 전화를 했습니다. 우울증은 요료법으로 잘 낫습니다.

고바야시 | 60세 정도의 사람이 우울증으로 외출도 하지 않고 사람도 만나지 않았지요. 요료법을 한지 열흘이 지났는데 힘들다며 전화를 했습니다. 조금 참고 마시면 좋은 일이 있을 거라고

했더니 일주일쯤 지나자 정말 상태가 좋아졌고 가을부터는 건강해졌다고 알려왔습니다.

나까오 | 대학교에서 실시하는 동물 실험에서는 인간이 느끼는 아주 세세한 감각까지 찾아낼 수 없습니다. 예를 들면 어깨결림, 두통, 팔, 다리 저림이 좋아졌다, 자유롭게 걸어 다닐 수 있다 등등의 세세한 점에 대해 동물은 말하지 못합니다. 사람은 오줌을 마신 바로 다음 날에 상태가 좋아졌다고 말하는데 그런 반응을 동물 실험에서는 얻을 수가 없지요. 또 간경변 등 간장병에는 GOT, GPT라는 간기능 검사를 합니다. 요료법을 하면 어떤 유형의 간장병도 반드시 검사치가 오르내림을 하다가 점점 좋아지지만 검사치가 높게 나오면 상태가 나빠졌다, 낮게 나오면 좋아졌다고 의사들이 말합니다. 그때마다 환자는 놀라운 마음을 감추지 못합니다. 하지만 이러한 결과는 치료되는 과정이기 때문에 걱정하지 않아도 된다고 말하고 싶습니다.

사노 | 그렇지요. 데이터는 어디까지나 데이터일 뿐이니까요.

고바야시 | 나까오 선생이 말한 것처럼 데이터가 없다든가 문헌에 기재되어 있지 않다는 것은 중요하지 않습니다.

나까오 | 문헌이나 데이터는 차원이 낮다고 말할 수 있으며, 요료법의 구조는 고차원적인 것입니다. 따라서 현대 의학으로 질병이 치료되는 원리를 알 수 없지만 효과는 체험으로 확신할 수

있습니다.

사이또 | 여러 가지 유익한 말씀을 많이 해주셨는데 요료법은 우선 믿고 하지 않으면 안 된다, 더구나 타이밍 문제도 있기 때문에 될 수 있으면 빨리 실행하는 것이 좋다, 그리고 요료법을 권하는데 있어서 의사 자신이 실천하고 있다는 것을 정확하게 알리는 게 좋다는 것을 다시 한번 느끼게 되었습니다. 오늘 모이신 선생님들은 나까오 선생을 중심으로 스스로 요료법을 실행하면서 환자들을 계도하는 확신에 찬 모습을 보여주셔서 감사합니다. 앞으로 요료법을 널리 알려서 많은 사람들의 건강증진에 도움이 되는 운동에 동참하려고 합니다. 정말 감사합니다.

요료법에 관한 궁금증과 전문가의 답변

Q&A

Urine Therapy

1. 요료법이란 무엇인가요?

요료법은 자기의 오줌을 마시는 것으로 건강을 유지하고 질병이 있을 때는 질병 치유에 도움을 주는 요법입니다. 아침에 한 잔의 오줌(양은 일정하지 않아도 좋습니다)으로 자신의 자연치유력을 높이기 때문에 건강관리에 최고인 자가 명약(名藥)입니다. 외용으로도 여러 가지 방법이 있습니다. 눈, 귀, 코 등에 주입하면 안질환, 비염, 귓병 등을 치유해줍니다. 또한 피부에 마사지를 하면 미용에도 효과가 있으며 무좀, 뾰루지, 지루성 피부염 등도 치료됩니다.

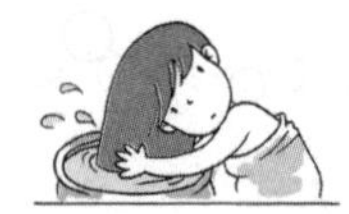
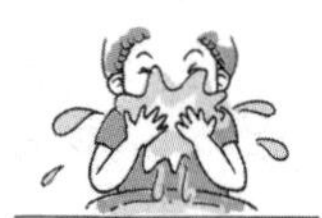
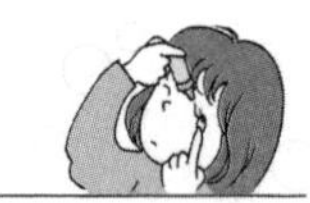
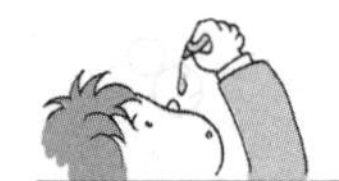
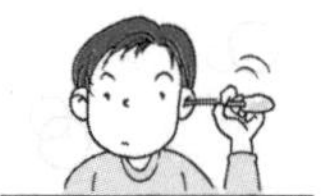

2. 요료법 비방자들은 무슨 근거로 오줌이 위험하다고 하나요?

어떤 과학적 이유로도 요료법을 위험하다고 단정 지을 만한 충분한 근거는 없습니다. 미국의 의학 문헌들에는 이 요법이 효과가 있다는 증례가 몇 백 건이나 보고되어 있고, 요료법으로 위험이 있었다는 증례는 한 건도 없습니다. 입이나 피부를 통해서 오줌을 섭취하는 것은 어떠한 위험도 없습니다. 혈관에 오줌 주사를 놓는 등의 극단적 방법이 아니라 신체에 도움이 될 만큼 자연스럽게 흡수시키는 경우, 요료법은 절대적으로 안전합니다.

그러나 요료법이라는 단어를 듣는 것만으로도 "어떻게 그런 것을 먹나?" 하며 놀라는 사람이 많습니다. 이유는 간단합니다. 소변이 대변과 마찬가지로 더러운 배설물이라고 잘못된 교육을 받아 왔기 때문입니다.

3. 가장 효과적으로 이용하는 방법은 무엇인가요?

오줌(생명의 물)을 이용하는 방법에는 여러 가지가 있습니다. 그 하나로서 소량의 오줌을 매일 마셔서 신체의 재생기능을 자극하는 방법입니다. 제일 좋은 것은 아침에 일어나자마자 누는 첫 번째 오줌이 좋습니다. 사람이 3시간 이상 자는 동안에 방광 내의 오줌에는 좋은 호르몬과 유익한 물질이 저장된다는 연구 보고가 있습니다(미국 하버드대학 생리학교실 연구발표).

오줌을 누는 중에 처음 것은 버리고 중간 것을 컵에 받아 마시도록 합니다. 음뇨를 시작하기 며칠 전부터 신선한 식품을 섭취하고 몸을 청소한다는 개념으로 요료법을 실시하면 좋을 것입니다.

❶ 하루 한번 아침 기상 시 마시기

❷ 하루 수차례 마시고 싶은 대로 마시기

4. 땀을 억제하나요?

땀이 나는 것은 중요한 메커니즘이고 체온을 조절함과 동시에 여분의 무기염을 배출하는 것을 말합니다. 몸 안의 독소가 많은 사람일수록 땀을 많이 흘리고 냄새가 강합니다. 땀에 독소가 가득하면 피부가 거칠고 습진이나 기타 여러 가지의 피부 장애를 일으킬 수도 있습니다. 피부병의 대부분은 피부 배설 부담이 커진 결과입니다.

손이나 발에 땀이 많이 나는 사람은 대부분 신장의 배설기능이 나쁘기 때문입니다. 이런 문제는 요료법으로 간단히 해결할 수 있습니다.

5. 요료법에 맞지 않는 오줌도 있나요?

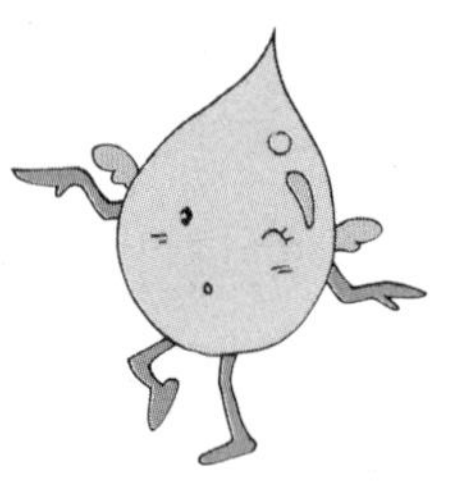

비록 비뇨기계의 감염증이 있는 경우라도 요료법을 할 수 있습니다. 자기 몸에서 나오는 것이므로 자기 오줌은 누구나 다 좋습니다.

6. 오줌과 침에는 유사성이 있나요?

물론 있습니다. 침은 놀라운 약입니다. 동물들 사이에서는 어미가 새끼를 핥아주는 모습을 자주 볼 수 있습니다. 어미가 정성들여 새끼의 상처를 침으로 핥아주는 것은 타액에 살균성 물질이 함유되어 있다는 것을 알고 하는 행동이 아니라 어미의 본능이라 생각합니다. 분석 결과에 의하면 타액에는 특별한 특성이 있으며 오줌과 같이 상처나 뾰루지나 화상, 피부, 눈의 염증 등에 국소적으로 바를 수가 있습니다. 타액에 놀라운 항염증 특성이 있는 것은 침에 호르몬이 함유되어 있기 때문에 이것이 생체 청소를 하는 데에 아주 중요한 역할을 합니다.

오줌에도 호르몬이나 살균물질, 무기염, 항염증제, 진통제 등 자연의 약성분이 들어 있어서 요료법을 하면 수많은 질병을 쉽게 치료할 수 있습니다.

7. 자신의 오줌을 사용해야 하나요? 아니면 다른 사람의 오줌을 사용해도 되나요?

음용을 할 경우에는 자신의 오줌을 사용하는 것이 좋으나 외용인 경우에는 타인의 오줌을 사용해도 무방합니다. 환자의 오줌을 그 자리에서 채취하기 곤란할 때에는—중도의 화상, 상처, 뱀이나 벌레에 물렸을 때 등—다른 사람의 오줌을 사용해도 좋습니다.

8. 질병치료에는 오줌을 어느 정도 섭취해야 하나요?

오줌의 양은 표준치에 의해서 정해지는 것이 아니라 자신의 몸에 의해서 정해집니다. 따라서 중요한 것은 자신의 양을 스스로 적절하게 정하는 것입니다. 물론 모든 양을 마셔도 상관없지만 통계상으로 하루에 두세 번 정도가 적절하다고 합니다. '오줌을 지나치게 마시면 해가 되지 않을까?' 라고 생각하겠지만 절대 해는 없습니다. 오줌은 독이 아니기 때문에 다량을 마셔도 걱정은 없습니다.

9. 오줌에서 나쁜 맛이 날 때는 어떻게 하면 좋은가요?

오줌 맛이 이상하면 몸의 상태가 나쁘다는 증거이기 때문에 몸 안을 청소해야만 합니다. 단식이나 요료법 또는 식이요법 등으로 정화하면 오줌의 맛은 차츰 좋아집니다. 요료법을 하다보면 오줌 맛은 건강상태 여하에 따라 달라진다는 것을 이해할 수 있게 됩니다. 또한 전날 먹은 음식에 따라 달라지기도 합니다. 오줌 맛이 강하면 농축된 오줌이 나오는 아침의 처음 오줌을 버리고 물을 마셔서 희석시키면 됩니다. 이렇게 해서 두 번째, 세 번째 점점 희석되어 먹기 쉬운 맛의 오줌을 마시면 됩니다.

10. 생리 때도 요료법이 가능한가요?

문제가 없습니다. 여성은 생리 중에도 요료법을 할 수 있습니다. 오줌에 함께 들어가는 적혈구는 해롭지 않습니다.

11. 요마사지는 어떻게 하나요?

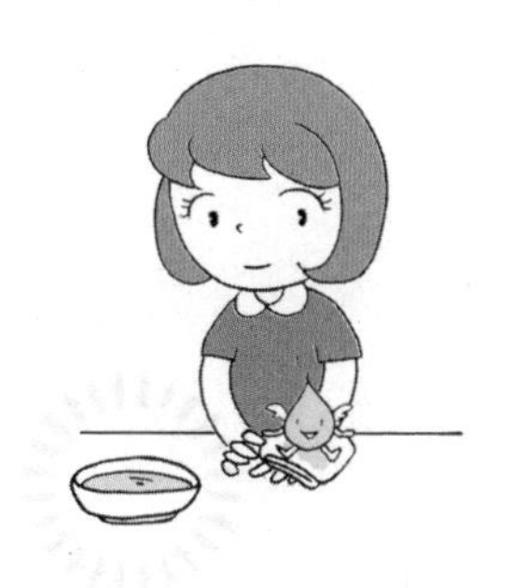

오줌을 손바닥에 듬뿍 적셔서 머리부터 마사지하고 다 마른 후에 이마, 코, 뺨, 턱으로 내려와 목, 가슴을 마사지하고 다음은 손끝에서 팔로 올라갑니다. 한 곳을 여러 번 마사지해서 그 자리가 마르면 다른 곳으로 옮겨 같은 방법으로 마사지합니다. 이렇게 손에서 차츰 팔로 심장을 향해서 마사지가 끝나면 반대쪽으로 이동하여 같은 방법으로 마사지합니다. 팔이 끝나면 발끝에서 다리로 옮겨 심장을 향해 위로 올라갑니다. 등은 위에서 아래로 내려옵니다. 몸 전체를 이와 같이 하려면 약 90분 정도 소요됩니다.

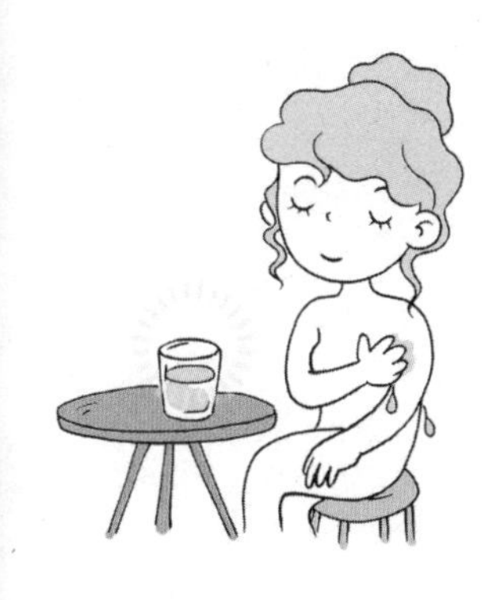

중병일 때는 간호인(보호자)이 해주는 것이 원칙이고, 보통은 스스로 할 수 있으나 등은 어렵습니다(이때 사용하는 오줌은 갓 눈 것이나 5일 이상 묵힌 것도 좋습니다).

12. 중병일 때는 어떻게 요료법을 하면 좋은가요?

중병일 경우는 앞에서 말한 것과 같이 오줌과 물만 마시는 요단식을 하는 것이 좋습니다. 또 하루에 2~3회 전신을 요로 마사지하고 다 마른 후에 온수로 씻어내면 좋습니다.

13. 노화 방지에 도움이 되나요?

효과를 묻기 전에 스스로 체험해 보는 것이 좋습니다. 저는 80세를 맞이하기 때문에 몇몇 친구들은 이미 세상을 떠났거나 현역으로 일하는 사람도 거의 없습니다. 하지만 20년 이상 요료법을 한 덕분에 건강할 뿐만 아니라 열심히 일하고 있습니다. 이 사실만으로도 오줌은 얼마나 노화방지에 큰 역할을 하는지 알 수 있겠지요? 열심히 해 보십시오.

14. 요료법의 반응으로 어떤 증상이 나타날 수 있나요?

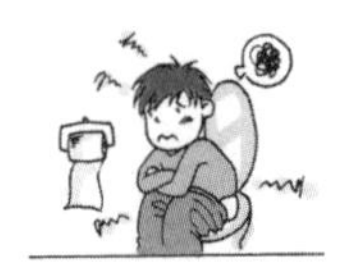
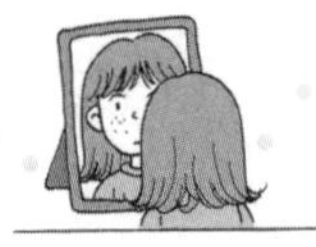
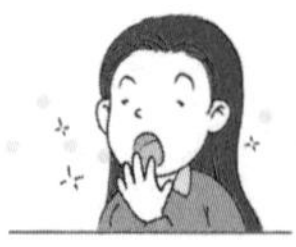
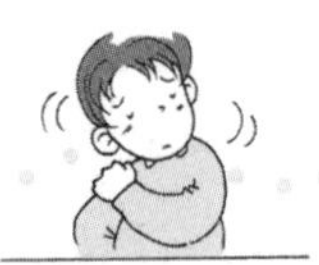

사람에 따라서 다릅니다. 즉 아무 것도 느끼지 않는 사람이 있는가 하면 가끔 피로를 느끼는 사람도 있고 피부 발진이나 지독한 뾰루지가 생길 수도 있으며 열이 나거나, 감기증상이나 설사를 하는 등 여러 증상이 나타날 수 있습니다. 이런 증상을 호전반응이라 하며 대부분 체내의 독을 배설하는 과정으로 나타납니다. 호전반응이 강하게 나타날 때는 오줌의 양을 줄이거나 며칠 중단하는 것도 좋은 방법이 될 수 있습니다. 놀란 마음에 병원으로 달려가는 일이 없도록 하십시오.

15. 요료법은 왜 대중에게 많이 알려지지 않고 현대 의학계에서는 무시하나요?

현대 의학은 무엇보다도 질병을 치료하는 데 전념하고 과학적인 방법으로 치료를 행합니다. 즉 화학약품, 수술, 방사선 치료가 최상의 방법인 거죠. 예부터 내려오는 전통적인 민간요법은 여지없이 배제되었습니다. 근대과학에서 인정하는 기준에 맞지 않기 때문입니다. 또한 요료법은 상업적으로 돈이 되지 않기 때문에 적극적으로 알리는 사람들이 없습니다.

16. 어떤 사람들이 이 요법을 실천했나요?

고대 문명에서 오줌은 명약이라고 알려져서 많은 용도로 이용되어 왔습니다. 인도에서는 오랫동안 이 요법이 비밀리에 전해져서 요가 행자와 탄트라, 힌두교의 성전을 연구하는 사람들이 이용하고 있었습니다. 오줌을 가장 영험한 약으로 보고 있었기 때문이지요. 아율베다를 이용하는 의사들도 몇 천 년 전부터 오줌을 사용했고, 인도의 간디, 데사이 수상도 요료법을 실천했으며, 알래스카 사람들은 오줌으로 몸을 마사지 한 다음 물로 씻었습니다.

또 영국과 프랑스에도 손을 오줌에 담그고 있다가 씻는 관습이 있었고, 농촌에서는 피부가 좋지 않을 때 오줌으로 씻는 관습이 있습니다. 시베리아 동부 주민은 오줌을 사용해서 설거지를 했고, 티벳의 라마승들도 대부분 오줌을 이용했습니다. 모리스 윌슨 경도 히말라야의 최고봉인 에베레스트 등정을 계획했을 때 오줌의 비밀을 라마승에게서 배웠습니다.

사막이나 바다를 횡단하는 사람들도 오줌을 이용했고, 남부 아메리카 인디언, 사하라 지방의 쓰화레꾸인, 호주의 애보리진, 고비 사막의 몽골인, 폴리네시아인, 태평양 섬 사람들도 요료법을 했습니다. 망망대해에서 조난을 당했을 때 반드시 살아남기 위해서 자신의 오줌을 마시라고 교육을 시켰고, 18세기 초, 파리의 치과 의사들은 오줌을 이용하여 치통을 치료했습니다. 오줌을 이용해서 치아를 세정하는 것은 널리 보급되었고, 5대륙 전역에 걸쳐서 지금도 행해지고 있습니다.

포르투갈 사람들은 내복에 오줌을 묻혀서 세탁을 했고, 뉴잉글랜드에서는 황달을 고치는 방법으로 요료법이 기재되어 있습니다. 뉴욕에 사는 노인들은 지금도 오줌과 뜨거운 물을 섞은 약을 만들어서 감기를 예방하고 있고, 캐나다의 산림 깊은 곳에서는 오줌을 사용해서 상처나 병을 낫게 합니다.

남아프리카와 중국에서 오줌은 민간약이었습니다. 고대 로마에서도 궤양에 시달리는 사람들은 자기 오줌을 사용했습니다. 그리고 상처나 타박상에도 오줌을 발랐습니다. 1800년대에는 약물 중독, 뱀에 물렸을 때, 광견병, 벌레에 물린 상처 등에 자신의 오줌을 마시고 발랐습니다. 1841년 영국에서 출판된 『영국인의 보배』에는 상처를 낫게 하는 최고의 방법은 오줌으로 씻는 것이라고 쓰여 있습니다. 또 몇 세기 전 유럽에서는 자기 오줌을 마셔서 페스트를 예방했다는 설도 있습니다. 그 외에도 많습니다.

17. 밤중의 잦은 배뇨로 아침의 첫 번째 오줌이 소량인데 어느 정도 마시면 좋은가요?

어느 정도가 적당량인가는 사람에 따라, 병의 상태에 따라 다르기 때문에 일률적으로 말할 수는 없습니다. 하루에 나오는 전량을 마셔도 해는 없습니다. 건강한 사람이 병을 예방하기 위한 것이라면 한 잔 정도(30~100㎖), 병 치료를 위해서는 보통 한 컵(180~200㎖)이 적당하다고 생각합니다. 그러므로 밤에 잦은 배뇨를 하는 분도 아침 첫 번째 양이 적지는 않을 것입니다. 만일 적다고 생각되면 아무 때나 받아 마셔도 괜찮습니다.

18. 오줌을 받아서 조금 두었다가 마셔도 무방한가요?

상온일 경우는 30분 이상 두면 좋지 않습니다. 냉동이나 냉장을 하면 하루 이틀 지난 오줌이라도 마실 수 있습니다. 그러나 될 수 있는 대로 바로 마시는 것이 좋습니다. 오줌에 있는 생리활성 물질의 작용은 아직 해명되지 않은 것이 많으며, 오래두면 세균발생의 염려가 있기 때문입니다.

19. 오줌 색과 맛이 매일 다른데 같은 방법으로 마셔도 괜찮은가요?

그때그때의 몸 상태나 전날의 음식물에 따라 오줌의 성분이 달라지기 때문에 맛이나 색은 나날이 다릅니다. 그러므로 오줌은 몸 상태를 거울처럼 비쳐주는 신비의 생명수라고 말할 수 있습니다. 피로하거나 몸 상태가 좋지 않을 때, 약을 먹고 있을 때는 오줌 맛이 진하고 쓰다는 것이 많은 경험자들의 이야기입니다. 또 염분이 많은 식사를 하면 짠맛이 강하고 육류만 먹으면 진하고 먹기 고약합니다. 따라서 오줌은 자기 몸 상태를 알리는 정교한 바로미터라고 할 수 있습니다. 그러므로 같은 방법으로 마셔도 상관없습니다.

20. 항문으로 오줌을 넣는 구체적인 방법은 무엇인가요?

항문으로 오줌을 넣는 경우는 장 내에 들어 있는 시간이 길기 때문에 아주 적은 양인 2~5㎖ 정도를 스포이드나 주사기를 사용하여 넣습니다. 자기 전 약솜에 적셔서 항문에 넣어두어도 무방합니다. 이 정도의 양이면 밖으로 나오지 않습니다. 오랜 시간 넣어두려면 배변 후가 좋습니다. 오줌은 아침 첫 번째 것만이 좋은 것이 아니라 4일 이상 묵힌 것이 더 좋습니다. 특히 변비로 치질이 생긴 경우에는 효과가 매우 좋습니다.

21. 요료법을 시작하자 편도선염이 왔는데 음뇨에 의한 것이 아닌가요?

어떤 병이 생겼는데 그것이 오줌 때문이 아니냐고 묻는 사람이 있습니다. 결론적으로 그것은 그 병이 생기려고 할 때 요료법을 시작한 것으로 우연히 증상이 겹쳤을 뿐입니다. 오줌을 마셔서 병이 유발되는 경우는 없습니다. 음뇨를 시작했는데 여러 가지 증상이 나타나면 걱정이 되고 고민하는 것은 당연하지만 어떤 사람이 요료법을 했을 때와 하지 않았을 때를 동시에 실험하기란 불가능합니다. 그러나 오랜 경험상 아무런 해가 없으니 요료법을 믿고 열심히 실천하기 바랍니다.

22. 오줌이 만병통치약인 것처럼 보이는데 과장이 아닌가요?

현재 병원에서 처방하는 약은 각각의 증상에 대하여 치료효과가 있는 약이 정해져 있습니다. 그런데 오줌은 건강한 신체를 유지하게 하여 병을 치료하고 증상을 호전시킵니다. 몸에 어떠한 병이라도 있으면 요료법을 함으로써 그것을 낫게 하려는 체내의 '생명력'을 끌어내는 것입니다. 자기의 몸에서 나온 정보수를 활용하는 것이므로 모든 병에 효과가 있는 것은 당연하다고 할 수 있습니다. 또한 체내 정보이기 때문에 오진도 없습니다. 부적정한 진단이나 치료에 의한 의료사고나 의료에 의하여 나타나는 새로운 병도 걱정할 필요가 없습니다. 오줌보다 나은 명의는 없다고 합니다. 따라서 만병통치라는 말은 지나친 말이 아닙니다.

23. 자연치유력에 대한 얘기가 많은데 오줌이 어떻게 자연치유력을 높이나요?

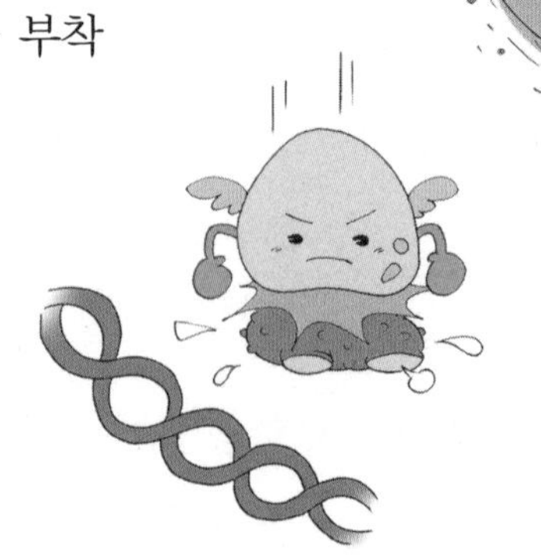

인간의 몸에는 원래 복원장치가 부착되어 있어서 건강한 몸이라면 조그만 경계 신호라도 알아차리고 원래의 상태로 복구시키도록 움직입니다. 즉, 자연치유력이 바로 질병에 대한 저항력

과 자율신경 그리고 호르몬이 성립되어 있습니다. 따라서 질병이란 자연치유력이 어떠한 이유로 활동이 둔해지게 됨으로써 평소와는 다른 증상이 나타나는 상태입니다. 요료법은 둔해진 자연치유력에 활력을 주어 증상을 회복시킵니다.

24. 호전반응이 심하게 나타나서 고생하고 있습니다. 마시는 오줌의 양을 줄이면 나타나지 않나요?

호전반응이 너무 심하면 마시는 양을 줄이는 것도 좋겠지요. 그러한 호전반응은 병이 낫는 징조이기 때문에 참고 견디는 것이 좋습니다.

25. 에이즈 환자도 요료법으로 치유될 수 있나요?

일본에서는 에이즈 환자 치료를 조심스럽게 진행하고 있기 때문에 요료법을 얼마나 시행하고 있는지 파악하기는 힘듭니다. 에이즈는 감염에서 발병까지 5~7년 걸릴 수도 있습니다. 감염이 되더라도 면역력을 높이면 발병을 억제할 수도 있습니다. 에이즈는 감염되면 완치가 어렵습니다. 따라서 환자도 희망을 잃은 채 여생을 보내다가 죽음을 맞이 하게 됩니다. 요료법은 이미 아는 바와 같이 면역력을 높여 줍니다. 삶의 희망을 갖고 요료법을 실행하면 반드시 좋은 결과가 있을 것입니다. 한국MCL연구회 회원 중에 2년간 요료법을 실시하여 에이즈 양성에서 음성 판정을 받은 예가 있습니다, 또한 스위스에서도 에이즈 환자가 요료법으로 호전되었다는 예가 있습니다.

26. 현대 의료에서 왜 요료법을 반대하나요?

만병에 효과가 있다고 해도 과언이 아닐 정도로 효과적인 요료법이 현대 의료로 인정되지 않는 이유는 네 가지로 나눌 수 있습니다.

첫째, 예부터 의학 교육 중에서 오줌이 어떤 병에 효과가 있다는 것을 알리는 사람, 즉, 가르치는 사람이 한 사람도 없었기 때문에 요료법에 관한 지식을 가진 사람이 없다는 것입니다.

둘째, 요료법의 효과를 전했다고 해도 요료법을 치료에 사용한다면 의약품의 태반이 필요치 않게 되고 의업이 성립되지 않기 때문입니다.

셋째, 분뇨라는 말 자체가 오줌은 대변과 같이 배설되는 오물이라는 편견 때문에 오랜 세월 동안 외면되어 왔습니다.

넷째, 요료법이 널리 알려진지 100년 정도 밖에 되지 않았기 때문에 요료법을 과학적으로 분석하여 이용하는 방법이 개발되어 있지 않습니다.

그 중에도 가장 큰 이유는 오줌이 오물이라는 편견이 사회 전반에 정착되어 있기 때문입니다.

27. 요료법을 하려면 진단이 필요한가요?

어떠한 병이라도 진단은 필요하지 않습니다. 경찰이 숨어 있는 범인을 찾아내듯이 요료법을 하면 몸에 숨어 있는 병을 찾아내기 때문입니다.

28. 난치병일 경우에는 어느 정도의 단식기간이 필요한가요?

단식기간에 대해서는 어느 병에 얼마의 기간이라는 단정을 지을 수 없습니다. 큰 병일 경우에는 마사지와 단식을 병행하면 병이 낫습니다. 마사지만으로도 중병이나 만성병에 효과가 있습니다.

29. 약을 복용할 때도 요료법을 하나요?

오줌으로 나오는 것은 약 성분이 체내에서 흡수된 후의 성분이기 때문에 약 그 자체는 아닙니다. 그러므로 그런 오줌을 마셔도 일정 양은 배설되기 때문에 과다복용이 될 수 없습니다. 요료법을 시작해도 지금까지 복용하던 약을 일시에 끊으면 반동적인 증상이 나올 수 있기 때문에 증상이 개선되는 것을 보면서 서서히 약을 줄이는 것이 좋습니다. 조급한 마음을 갖지 말고 병세가 천천히 좋아지기를 기다려서 많이 호전되면 약을 조금씩 줄이다가 좋아지면 약을 끊고 오줌 양을 점점 늘려서 마시는 것이 좋습니다.

30. 통풍에 요산이 함유된 오줌을 마셔도 좋은가요?

한 컵 정도의 오줌을 마시면 그 중에 함유된 요산의 양은 극미량이기 때문에 걱정할 것 없습니다.

31. 구내염이나 치주염 등이 있을 때 오줌을 마셔도 괜찮은가요?

음뇨를 함으로써 구내염이나 치주염이 치료된 예는 많습니다. 그 외에 혀나 치경에 문제가 있을 때나 입안에 봉이 박혔을 경우도 오줌을 마시면 좋습니다. 오줌을 마실 때 가능하면 오랫동안 머금고 있으면 증상이 더욱 좋아집니다. 그것은 입안에 인후, 식도 등의 점막상피세포에는 강력한 면역작용이 있어서 오줌의 성분이 자극하면 면역작용이 더욱 활발하게 활동한다고 생각됩니다. 따라서 입안에 문제가 있을 때만이 아니라 언제나 오줌을 입안에 5분 내지 15분 정도 머금고 있다가 마시는 것이 좋다고 생각합니다.

32. 오줌을 마시고 눈에 넣는데 다른 사용법은 없나요?

두 컵 정도의 오줌을 욕조에 넣고 목욕을 하면 피부병에도 좋고 몸도 따뜻해진다고 합니다. 오줌에 함유된 요소에는 보습작용, 항균작용이 있어서 약이나 화장품 성분으로 사용하고 있습니다. 또 오줌에 함유되어 있는 미네랄이나 호르몬이 작용하여 피부에 바르면 탄력이 생겨서 미용효과도 뛰어납니다.

33. 아토피로 요료법을 시작했으나 효과가 나타나지 않습니다. 마시는 양을 늘려야 할까요?

아토피와 같은 선천성 만성병은 체질을 개선하지 않으면 안 되는 것이므로 요료법 효과가 나타나는 데는 시간이 필요합니다. 요료법은 단기로 한 번에 많이 마신다고 즉시 효과가 나타나는 것이 아니라 조금씩 오랫동안 계속하는 것이 중요합니다. 그러는 동안에 반드시 효과가 나타나게 되어 있습니다. 마시는 양(100㎖정도)이 문제입니다. 횟수도 늘리고 양도 늘려보십시오.

34. 요료법으로 효과가 없었던 병이 있나요?

요료법을 하는 사람들은 여러 가지 의료에서 벗어난 시한부 상황이 많습니다. 이와 같이 이미 시한부가 되어 요료법을 시도한 경우에는 완전한 효과를 얻을 수 없는 것이 당연합니다. 효과가 없었던 예도 적지 않으나 조기에 요료법을 한다면 골절과 같은 상해나 외상 또는 수술을 필요로 하는 질병 외에는 100% 효과가 있습니다.

35. 아토피를 앓고 있는 어린아이에게도 효과가 있나요?

효과가 있습니다. 아이들의 오줌을 채취하기가 어려우면 어머니의 오줌으로도 상관없습니다. 작은 잔 하나 정도를 매일 먹이세요. 물을 타거나 주스나 국에 섞어서 마시게 해도 됩니다.

36. 우울증에도 효과가 있다고 들었는데 심신증에도 효과가 있나요? 신경증(노이로제) 등의 정신병에는 어떤가요?

이 병에 효과가 있을까, 저 병에는 어떤가 하는 질문이 많지만 그것은 오줌을 약과 동일시하기 때문에 나타나는 질문입니다. 오줌은 약을 뛰어넘는 완전물질입니다. 그러므로 병이 났을 때는 자연치유력을 높여서 병을 낫게 하고 건강할 때는 몸 상태를 좋게 하여 병을 예방하고 다시 건강을 증진시키므로 심신증이나 노이로

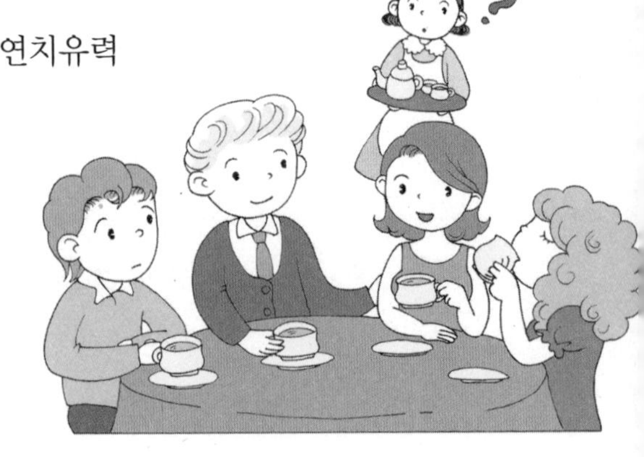

제에도 잘 듣습니다. 오줌을 마시고 극적으로 좋아진 사례가 얼마든지 있습니다.

37. 오줌을 발라서 무좀이 나았다고 하는데 음낭습진에도 좋나요?

무좀에는 오줌을 바르고 말리기를 여러 차례한 후 양말을 신습니다. 이것을 하루에 한 번 일주일 계속하면 잘 낫습니다. 음낭습진(설부백선)은 무좀과 같은 백선균이므로 당연히 같은 방법으로 시행하면 효과가 있습니다. 또 상처에 오줌을 바르는 것은 옛날부터 전해오는 민간요법의 하나입니다. 희랍 시대의 의사인 히포크라테스도 행하고 있었기 때문에 틀림없습니다.

38. 요료법 시행 중에 다른 병이 생길 가능성은 없나요?

요료법을 열심히 하면 다른 병은 생기지 않습니다. 그러나 치료과정에서 오줌은 신체 여러 부분의 불순물을 씻어내고, 오물이나 이물질 또는 혈액 순환이나 신경의 흐름을 방해하는 물질이 오줌에 의해 배설됩니다.

이 배설 과정에서 1, 설사 2, 구토 3, 발진 4, 가려움과 열을 동반한 습진이 나타날 수도 있습니다. 이럴 때는 놀라지 마십시오. 호전반응이기 때문에 다른 치료보다는 마시는 양을 줄이거나 며칠 동안 일시 중지하여 호전되기를 기다리는 것이 좋습니다.

39. 요단식이란 무엇을 말하나요?

요료법은 원래 단식과 함께 하는 것이 올바른 방법입니다. 단식은 생수와 오줌만을 마시고 금식하는 것이므로 전문가의 지도 아래 실시하는 것이 좋으며 초보자가 혼자 시도하는 것은 위험합니다. 단식 후 일상생활로 돌아올 때까지의 기간이 위험하기 때문입니다.

요단식에 들어가는 4~5일 전부터는 서서히 음식 분량을 줄여야 합니다. 단식에 들어가는 기간은 스스로 정하는 게 좋고, 단식에 들어가면 물을 적당하게 마시도록 합니다. 단식을 하면서 오줌을 전부 마시는 요단식법은 개인에 따라 반응이 다른데 장벽에 붙어있던 오염물질이 오줌으로 씻겨 나오는 정도의 반응이기 때문에 곧 사라집니다. 이 반응과의 투쟁에서 이겼을 때 비로소 건강이라는 진정한 평안을 얻을 수 있습니다.

단식을 끝낸 후의 식사방법에는 여러 가지가 있지만 가장 일반적인 것을 소개합니다. 여기서 중요하게 생각해야 할 것은 고형식을 바로 먹지 않는 일입니다.

❶ 위와 장을 씻어 내기 위해 물을 마신다.

❷ 1~2일째는 작은 밥공기 분량의 미음을 아침과 저녁으로 먹는다.

❸ 2~3일째는 야채 수프나 멀건 죽을 작은 공기 분량으로 아침과 저녁에 먹고 자극이 없는 무른 반찬을 먹는다.
❹ 4~5일째는 야채 수프나 죽을 작은 공기 분량으로 아침과 저녁에 먹고 자극이 없는 무른 반찬을 먹는다.
❺ 6일째는 부드러운 밥과 국, 생야채, 흰살 생선류를 아침과 저녁에 먹는다.
❻ 7일째는 고형식을 꼭꼭 씹어서 유동식으로 만든 다음 삼킨다. 이후부터는 일반식을 해도 괜찮으나 잘 씹은 다음 넘기는 것이 무엇보다 중요하다.

단식을 끝낸 후에 음식이 체내에 들어가면 공복감이 증가하여 더 많은 음식에 저절로 손이 가게 마련입니다. 이럴 때 절제를 하느냐 못 하느냐가 단식을 성공시키는 비결이지요. 공복감 때문에 음식을 한꺼번에 많이 먹으면 단식 전의 건강보다 오히려 악화될 수 있기 때문에 이 점을 반드시 주의해야 합니다.

단식 후의 식사량은 가능한 한 줄이고 잘 씹어 먹어야 합니다. 체내에 필요한 분량의 음식이 들어왔는가를 알리는 척도는 트림이 나오기 시작하는 것으로 알 수 있습니다. 만약 트림이 나온다면 먹는 것을 멈추는 게 좋습니다. 또한 2개월 정도까지는 성생활과 심한 운동과 자극적인 식품은 먹지 않는 것이 좋습니다. 단식이 신체를 약하게 만드는 것은 아니지만 건강한 상태로 되돌아오기까지 시간이 필요하기 때문에 몸을 생각해서 삼가는 것이 좋다는 것입니다.

40. 간질에도 효과가 있나요?

오줌에는 경련을 억제하는 작용이 있기 때문에 간질에도 효과가 있습니다. 간질을 앓는 사람은 5년에서 10년간 약을 계속 먹지 않으면 안 되는데 약과 함께 요료법을 하다가 중간에 약을 끊고 오줌만 마시는 것도 방법입니다.

41. 혈압이 내려간다고 들었는데 저는 오히려 올라갑니다. 계속해야 할까요?

혈압은 잘 변합니다. 때때로 높을 때에 측정할 수도 있고 그것을 오줌 탓이라고 생각할 수도 있습니다. 그리고 '오줌을 마신다' 는 정신적인 흥분에 의해서 일시적으로 혈압이 상승했는지도 모르겠습니다. 어찌 되었건 요료법으로 혈압에 악영향을 끼친다고 걱정할 필요는 없습니다. 오줌이 맞지 않은 사람은 없습니다. 안심하고 계속하십시오.

42. 수면약을 먹고 있는데 약성분이 오줌으로 나오면 약을 과잉 섭취하는 결과가 되지 않나요?

수면효과를 낸 후에 극히 미량의 성분이 오줌으로 다시 나오는 것으로 그것을 마셔도 배설이 됩니다. 그러므로 그렇게 염려할 필요는 없습니다.

43. 고혈압으로 염분 제한을 하는데 짠맛이 나는 오줌을 마셔서 염분을 더 많이 섭취하는 것은 아닌가요?

오줌에 함유되는 염분은 문제가 되지 않습니다. 극히 미량이니까요. 오줌의 짠맛은 염화칼륨과 염화나트륨에 의한 것인데 염화칼륨은 염화나트륨과는 반대로 혈압을 내리는 작용을 합니다. 오줌은 혈액보다 염화칼륨을 비교적 많이 함유하고 있어 혈압을 내리는 방향으로 작용합니다.

44. 방광염인데 세균이 들어 있는 오줌을 마셔도 괜찮은가요?

상관없습니다. 균이나 균과 싸운 항체가 들어 있는 오줌을 마시기 때문에 방광염에 효과가 있습니다. 균은 소화관의 강력한 산으로 살균됩니다.

45. 당뇨병으로 칼로리 제한식을 하고 있는데 당이 들어 있는 오줌을 마셔도 괜찮은가요?

상관없습니다. 오줌에 나오는 당이나 단백질은 식품에 비하면 극히 미량이기 때문에 걱정할 필요가 없습니다.

46. 신염으로 단백뇨가 나오는데 그런 오줌도 괜찮은가요?

상관없습니다. 이유는 앞에 말한 바와 같습니다.

47. 신염으로 인공투석을 하고 있어요. 신장에서 제대로 여과되지 않은 오줌이라도 괜찮은가요?

괜찮습니다만 최초의 일주일은 술잔 한 잔 정도를 물로 희석시켜서 마시고 몸에 아무런 변화가 없다는 것을 확인한 뒤에 차츰 증량하는 것이 좋습니다. 걱정이 앞서면 가글만 해도 괜찮습니다.

48. 혈압약을 먹고 있는데 요료법이 괜찮은지, 약 성분이 나오는 오줌과 함께 약을 먹으면 복용량이 과다한 건 아닌가요?

오줌으로 나오는 것은 약의 유효성분이지 약 그 자체가 아니기 때문에 오줌을 마셔도 복용량이 과다하게 되는 경우는 없습니다.

49. 혈압약을 먹고 있는데 요료법으로 혈압이 너무 내려가지 않을까요?

그런 것은 아닙니다. 왜냐하면 오줌은 혈압을 내리는 약이 아니기 때문입니다. 말한 바와 같이 오줌은 몸 상태를 정상으로 하려는 작업을 하기 때문에 높은 혈압을 낮추고 낮은 혈압은 올리는 작용을 합니다.

50. 임신 3개월인데 요료법을 해도 태아에게 해는 없나요?

절대 없습니다. 태아는 자궁 안에서 배설된 자기의 오줌을 마시고 자랍니다. 분만 직전의 태아는 하루 약 500mg의 양수를 마시고 그것을 동량 이상의 오줌으로 배설한다고 알려져 있습니다.

51. 하루에 최저 어느 정도 오줌을 마시면 좋은가요?

건강한 사람이 병을 예방하기 위한 목적이라면 30~50㎖ 정도면 좋습니다. 치료 목적으로는 하루에 나오는 오줌 전량을 마시는 사람도 있습니다. 이상 증상은 나타나지 않습니다. 그러나 평균적으로 2~3회로 나누어 하루 200~250㎖ 정도가 좋다고 생각합니다.

52. 오줌을 물이나 주스로 희석하여 마셔도 되나요?

물론 괜찮습니다만 가능하면 그냥 마시는 것이 좋습니다.

53. 오래 둔 오줌은 효과가 없나요?

효과가 있다 없다고 말하기보다는 위생상의 문제가 있습니다. 배설 후 시간이 지난 오줌에는 잡균이 증식합니다. 될 수 있으면 즉시 마시는 것이 좋습니다.

54. 요료법을 하면 입이 썩나요?

그런 걱정은 전혀 없습니다. 반대로 구내염이나 치주염이 치료되어 입 냄새가 없어집니다.

55. 병에 따라 음뇨량이 다른가요? 예방과 치료 목적에 따라 양의 차이가 있나요?

병이나 사람에 따라 다릅니다. 마셔서 가장 기분이 좋은 양이 그 사람의 정량이므로 자기의 몸으로 판단해 주십시오. 일반적으로 예방은 50㎖, 치료는 150~200㎖를 마시면 됩니다.

56. 채취하고 몇 시간 후까지 마실 수 있나요?

보존하는 온도에 따라 다릅니다. 냉장해 두었을 때는 하루, 이틀 쯤 지난 오줌이라도 마실 수 있습니다. 그러나 상온에서는 30분 이상 두면 안 됩니다.

57. 냉장고에 넣고 차게 해서 마셔도 효과가 있나요?

있습니다. 그러나 되도록 빨리 마시는 것이 좋습니다.

58. 왜 아침 첫 번째 오줌이 좋은 건가요? 낮이나 밤에 누는 오줌은 효과가 떨어지나요?

뇌가 쉬고 있을 때(3시간 이상 잠을 잤을 경우)는 SPU라는 수면촉진 호르몬이 분비됩니다. SPU는 체내의 병원균을 이기는 면역 물질을 증가시키는 작용이 있다고 합니다. 아침에 처음 누는 오줌에는 바로 SPU가 들어 있습니다. 그러나 낮이나 밤에 누는 오줌의 효과가 현저히 떨어진다는 것은 아닙니다.

59. 호전반응은 어느 정도 마시면 그치나요?

일주일 정도 지나면 호전반응이 끝나는 사람도 있고, 1개월에서 2개월이 소요되는 사람도 있습니다.

60. 눈에 오줌을 넣었다는 이야기를 들었는데 위험하지 않나요?

건강한 오줌이면 아주 좋습니다. 그러나 방광염이나 세균이 들어 있는 오줌을 음용할 경우에 소화관의 산으로 살균에 문제가 없습니다만 눈의 점막에 넣을 경우에는 감염을 초래할 수 있기 때문에 넣지 않는 것이 좋습니다. 육안으로 오줌을 봤을 때 뿌옇게 보이거나 부유물이 있을 때는 좋지 않습니다.

61. 현재 먹고 있는 약을 끊어도 되나요?

약에 따라 다르겠지만 끊게 되면 반동적으로 병이 악화될 수 있습니다. 고혈압이나 당뇨인 경우 약과 병행하되 서서히 약을 중단 하십시오.

62. 요료법은 외국에서도 행하고 있나요?

요료법의 뿌리는 외국입니다. 예부터 중국이나 인도 등에서 행하고 있었습니다. 세계 각국에서 요료법대회가 개최되고 있으며 외국의 의사들도 많이 실행하고 있습니다.

63. 효과가 있다면 오줌을 마셔도 좋으나 효과가 없다면 마신 것을 후회할 것 같습니다. 정말 효과가 있나요?

수명이 다 된 사람은 별로 효과가 없으나, 3개월 이상 마시면 절대로 후회하지 않습니다.

64. 요료법을 계속하고 있으나 효과가 없습니다. 마시는 양이 부족한 건가요?

마시는 양이 부족하거나 기간이 짧을 수 있습니다. 조급하게 생각하지 말고 계속하면 틀림없이 효과가 있을 겁니다.

65. TV에서 요료법을 보았는데 의사가 부정적인 말을 했습니다. 정말 효과가 있나요?

정말 효과가 있습니다. 실제로 요료법을 해보지 않은 의사가 상식적으로 이야기하는 것은 이치에 맞지 않습니다.

66. 선생님도 한 잔 정도 마시고 계신데 어떤 효과가 있나요?

저는 매일 150㎖ 이상 마십니다. 내년이면 87세인데 원기왕성하고 특별한 병이 없기 때문에 요료법의 효과를 확실히 보고 있다고 생각합니다.

67. 오줌을 마시면 건강상태를 알 수 있다고 하는데 어떤 색, 어떤 맛, 어떤 냄새가 건강한 건가요?

답하기 정말 어려운 질문인데 어쨌든 건강한 오줌은 마셔서 싫은 감이 조금도 없습니다. 오래 계속해서 익숙해지면 자연스럽게 알 수 있습니다. 오줌이 무취무미이고 거품이 없으며, 맑고 탁하지 않으면서 옅은 오랜지색이면 좋습니다.

68. 오줌은 더럽지 않다고 하는데 어떻게 만들어지나요?

대변과 오줌은 만들어지는 과정부터 아주 다릅니다.

입으로 들어간 음식이 위나 소장, 대장이라는 소화관들을 통과하면서 소화되어 각종의 영양소가 흡수되는데, 대변은 소화 흡수되지 않은 찌꺼기나 장내세균, 그 시체가 배설되는 것입니다.

그러나 오줌의 원천은 혈액입니다. 신장에서 혈액으로 오줌을 만들어 배설하는 것입니다. 한마디로 말해서 체액, 즉 혈액이나 조직세포 내에 있는 물을 몸에 가장 알맞은 상태로 조절해서 그 농도를 일정하게 유지하기 위해 배설하는 것이 오줌입니다. 체액 중에 있는 물질이 많아지면 오줌으로 배설하고 부족하면 혈액 중에 유보시키는 것입니다. 이를 항상성 유지라 합니다. 물질의 과잉이나 부족현상은 시시각각 다릅니다.

체내를 순환한 혈액은 마침내 신장의 혈관에 들어갑니다. 신장의 혈관은 점점 작은 가지로 나뉘어 모세혈관으로 되고 그 끝이 사구체로 되어 있습니다. 두 개의 신장에 있는 약 200만 개의 사구체를 통과하면서 혈액이 여과되는 것입니다. 이 여과액을 원뇨라 하며 하루에 170L 정도가 됩니다. 원뇨에 용해되어 있는 물질 중 몸에 필요한 물질은 요세관을 통하면서 재흡수되어 혈액으로 되돌아갑니다. 요세관에서 신우, 방광을 거쳐 체외로 나오는 것은 불과 1.5L 밖에 되지 않습니다.

이렇게 해서 체외로 나오는 오줌은 방광염이나 요도 감염증이 없으면 무균상태입니다. 오줌이 더럽다는 것은 잘못된 생각입니다.

69. 오줌을 마시면 몸에 여러 가지 반응이 나타난다는데 어떤 반응인가요?

오줌을 마시는 대부분의 사람들이 최초로 느끼는 것은,

❶ 혈액순환이 잘 된다(얼굴에 윤기가 나고 피부가 고와진다. 차갑던 손발이 따뜻해진다).

❷ 용변이 쉬워진다.

❸ 손톱이나 머리카락이 잘 자란다.

이상과 같은 변화입니다. 이 같은 변화가 있은 후에 여러 가지 몸의 이상이나 병이 더 심해지는 변화가 나타납니다. 이것을 한방에서는 '호전반응'이나 '명현현상'이라 부릅니다. 요료법을 했을 때와 하지 않았을 때를 동시에 실험 비교하기란 불가능합니다. 아무런 해가 없으니 요료법을 믿고 열심히 하십시오.

70. 1년 정도 요료법을 했는데 몸이 좋아지는 것 같지 않습니다. 왜 그럴까요?

요료법은 병이나 증상이 같은 사람이라도 2~3개월에 좋아지는 사람이 있는가 하면 1년이 되어도 좋아지지 않는 사람이 있습니다. 사람들은 병이 낫는다는 것을 건강한 젊은이와 같이 되는 것으로 잘못 생각하는데 그것은 이상적인 바람일 뿐입니다.

점점 악화되고 있는 병이 요료법을 해서 현상유지를 할 수 있다면 외견상이나 본인이 좋아졌다고 생각되지는 않지만 음뇨 덕이라고 생각해야 할 것입니다. 요료법은 어디까지나 사람에 따라 효과가 다르다는 것을 이해하고 꾸준히 실천해 주십시오.

대만의 어느 의사는 5년 정도 요료법을 해야 한다고 했습니다.

71. 오줌은 만병에 효과가 있다는데 왜 그런가요?

의사들이 투약 시에 양이나 횟수 그리고 사용방법 등을 제한 없이 사용한다고 하여 치료 및 예방에 효과를 본다고 할 수 없습니다. 따라서 오줌도 만병에 효과가 있다고 할 수 없다는 사람도 있습니다.

그러나 오줌은 서양의학이나 동양의학에서 말하는 약이 아닙니다. 오줌에 함유된 미량성분의 변화가 몸 상태의 정보원이 되어 그 정보를 '목'에 있는 센서가 판독하여 뇌에 전달하고 뇌에서 몸의 각 부위에 지령을 내려 우리 몸에 지니고 있는 자연치유력이 높여진다는 것이 나까오 의사의 추론 및 가설입니다.

이처럼 자연치유력을 높여 주기 때문에 여러 가지 질병에 효과가 있고 예방도 되는 것입니다. 그러나 화학약제처럼 한 가지 증상에 즉시 효과가 나타나는 것이 아니라 사람에 따라 방법이나 시기가 다릅니다. 또 효과가 나타나는 데도 기복이 있습니다. 좋아지다가 그렇지 않을 때도 있는 증상이 반복되기도 합니다.

오랫동안 서양의학에 의존해 온 우리에게는 이런 변화가 답답하게 느껴질지 모르지만 장기간 실천하고 있으면 무언가가 좋아진다는 것을 알게 됩니다. 그리하여 몸 전체가 건강하게 되는 것입니다.

72. 오줌은 몸에 불필요하기 때문에 체외로 배출되는 노폐물 아닌가요?

우리는 오줌을 예부터 '분뇨' 라 하여 대변과 같은 노폐물이라고 인식해 왔습니다. 의사들 중에도 그렇게 생각하는 분이 종종 있습니다. 오줌은 확실히 단백질 등이 신진대사에 사용된 '나머지' 라고 말할 수 있는 질소 화합물(요소, 요산, 크레아티닌 등)을 함유하고 있습니다.

신장기능이 떨어져 혈액을 여과할 능력이 저하되었을 경우 이들의 질소화합물이 필요 이상으로 모여 혈액 중에 일정한 농도를 유지해야 할 나트륨, 칼륨, 칼슘 등의 밸런스가 깨어집니다. 이 성분 농도의 밸런스가 깨어진 혈액이 몸속을 돌면 나쁜 증상을 일으키게 되는데 이 현상이 요독증입니다.

혈액 등과 같은 체액을 항상 일정한 농도로 유지하는 것이 인체를 유지해 나가는데 중요합니다. 그 때문에 신장에서는 항상 혈액을 여과해서 혈액성분의 밸런스를 유지하고 있으므로 과잉성분은 오줌으로 체외로 배출되는 것입니다. 그러므로 오줌에는 미량의 호르몬, 미네랄 등과 같은 여러 가지 생리활성물질이 함유되어 있습니다.

질소화합물 중의 요소는 오줌에 가장 많이 함유되어 있으며 살균작용이나 이뇨효과 및 보수 작용이 있기 때문에 약이나 화장품의 성분으로 이용되고 있습니다.

요소 이외에도 오줌에는 몸에 좋은 수많은 성분이 들어 있습니다.

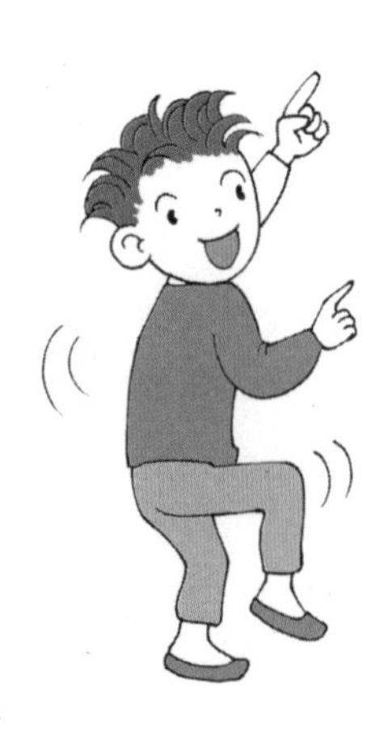

73. 오줌을 마시면 왜 병이 치유되나요?

오줌이 병을 치유하는 정확한 방식은 미지의 세계입니다. 오줌을 마시면 병이 낫는다는 사실만 확실히 알려져 있을 뿐입니다. 그래서 추론을 말씀드리면, 첫째는 오줌 안에 있는 여러 가지 물질이 그 사람의 환부에 직접 작용해서 효과를 발휘한다는 것입니다. 예를 들면 바이러스성 감염 등의 세균성 병에 대해서는 오줌 안의 항체(바이러스에 저항하는 물질)나 호르몬 등의 역할로 병이 호전된다고 생각됩니다.

두 번째는 오줌이 체외로 배출되어 외부에 접한 다음 그것을 마심으로써 다시 체내에 돌려주고 소화관을 통해서 흡수되면 그 사람의 체내에 있는 어떤 물질(예를 들면, 인터페론)이 미량으로 산출되어 그 자극에 의해서 백혈구나 임파구 등의 증식이 행해져서 그 병 특유의 자연치유력(인간이 본래 가지고 있는 스스로 병을 고치려고 하는 힘)을 높이는 역할을 한다는 생각입니다. 세 번째는 목과 장점막에는 오줌이 지니고 있는 정보를 알아차리는 센서가 있어서 오줌이 입 안으로 들어가면 입 안의 B-스팟에 작용하여 면역계를 자동제어함으로써 자연치유력을 향상시킨다(나까오 설)는 것입니다. 그러나 이들은 오줌이 여러 가지 병에 효과가 있기 때문에 나온 추론일 뿐입니다.

74. 요료법은 언제부터 시행되었나요?

인도에서는 기원전 2000년, 즉 지금으로부터 4000년 이전에 요료법이 시작되었다는 기록이 있습니다. 그 후 힌두교도나 요가행자들에게 요료법은 신성하고 유효한 치료법일 뿐 아니라 돈이 들지 않는 건강 유지법으로 널리 알려졌습니다.

그런데 시대와 함께 이를 비밀스럽게 하려는 움직임이 일어 쇠퇴하게 되었습니다. 중국에서는 1500년 전부터 시작되었습니다. 그러나 중국의 요료법에는 병의 치료법 외에 어린아이의 오줌(동요)을 마시는 비법이 있습니다.

이것은 7세 이하인 아이의 오줌을 젊음을 되찾는 묘약으로 마시는 것입니다. 양귀비(중국의 당시대의 현종황제의 황후)도 동요를 마시고 얼굴에 발라서 아름다움을 유지했다고 합니다.

일본에서는 750년 전의 가마꾸라 시대의 '이뺀조닌'에 의해서 벳부의 온천 요법과 함께 요료법이 행해져 왔습니다. 그런데 그 후에 양의학이나 한방의학의 보급에 의해서 요료법은 점점 잊혀져 갔습니다.

그러나 지금도 중국의 사천성, 캐나다, 인디언의 거류지 등에서 그 맥을 이어가고 있습니다.

75. 왜 오줌을 마실 용기가 나지 않을까요?

요료법을 시도할 용기가 없는 사람은 병으로 괴로워하지 않거나, 오줌에 대한 편견을 버릴 수가 없기 때문입니다. 호텔이나 고층 빌딩에서 화재가 발생하여 창으로 뛰어내리지 않으면 생명이 위급한 상황에 직면하게 되면 뒤를 생각하지 않고 무조건 뛰어내립니다.

이와 같은 상황에 비하면 생명을 구하는 오줌을 마시는 것은 큰 문제가 되지 않습니다. 요료법은 난치병에 시달리다가 생명이 끝나기 일보직전의 수단, 즉 지푸라기라도 잡는 심정으로 결심하는 사람이 많습니다.

그러나 '마실까? 말까?'를 망설이다가 겨우 실행하게 되었을 때는 이미 늦을 수도 있다는 것을 명심하지 않으면 안 됩니다. 요료법은 증상이 가벼운 단계에서 시작한 사람일수록 좋은 결과를 얻을 확률이 높습니다.

76. 오줌 냄새가 문제인데 없애는 방법이 있나요?

라임이나 허브, 향이 짙은 수용성의 프로폴리스 외에 오렌지 주스나 미량의 커피로 냄새를 제거할 수 있습니다. 그래도 냄새가 견디기 힘든 사람은 여러 가지 방법을 시도하여 자신에게 맞는 방식을 찾아서 마시면 됩니다.

77. 오줌은 더럽지 않나요?

오줌은 체내를 순환한 혈액이 신장에서 여과되어 방광에 저장된 후 배출되기 때문에 더럽지 않습니다. 간혹 오줌에 많은 세균이나 미생

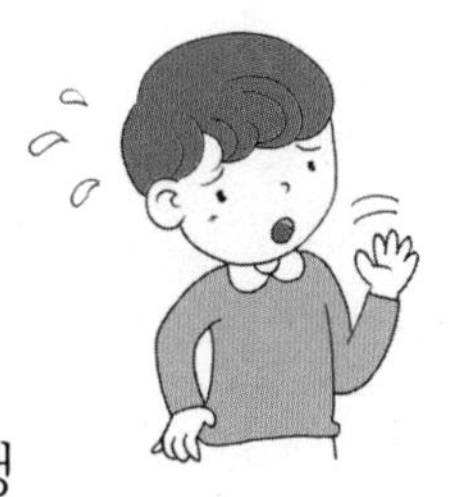

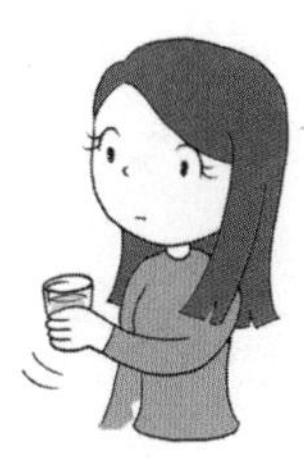

물이 있다고 말하는 사람이 있으나 사실이 아닙니다. 그러나 예외가 있을 수 있습니다. 세균이 원인이 되어 신장에 염증이 생기는 신우염이나 오줌이 통과하는 수뇨관의 감염증, 방광염 등은 조심할 필요가 있습니다.

그러나 그와 같은 경우에도 세균의 양은 극히 미량이기 때문에 오줌을 마셔도 위산의 작용으로 살균됩니다. 예를 들어 살아남은 것이 있다고 해도 장 내에서 병을 일으킬 성질의 균은 아니기 때문에 걱정할 필요가 없습니다.

78. 오줌을 마시면 정말 아무런 해가 없나요?

오줌은 자기의 혈액이 신장에서 여과되어 만들어진 것이므로 해가 되지는 않습니다. 실제 전국의 많은 환자들에게서 받은 전화나 편지를 보아도 유해하다는 예는 한 건도 없었습니다. 저도 20년 이상 오줌을 마시고 있지만 혈액검사를 해도 체내에 아무런 이상이 없으며 아주 건강합니다.

79. 오줌은 대변과 달리 단순한 배설물이 아니라고 하지만 정말일까요?

알기 쉽게 말하면, 오줌은 상수도를 통해 나오는 것이고 대변은 하수도를 통해서 나오는 것과 같습니다. 입으로 들어간 음식물은 위, 소장, 대장을 통해서 소화되어 각종 영양물이 흡수된 나머지 가스나 장내 세균이나 그 사해(죽은 찌꺼기)가 대변으로 배설됩니다.

이에 비해 오줌은 혈액이 사구체라고 하는 여과지를 통과하여 만들어진 것으로(일종의 체의 역할) 무균 상태입니다. 이와 같이 오줌은 대변과 만들어지는 과정부터 근본적으로 다르기 때문에 더럽지 않습니다.

80. 오줌은 혈액에서 만들어진다고 하는데 혈액과 어떻게 다른가요?

전신으로 순환되고 있는 동맥은 심장 내에서 차츰 작은 가지로 나뉘어져 모세혈관이 됩니다. 그 선단은 둥글어서 마치 실이 모여 있는 것 같은 상태로 되어있습니다. 이것을 사구체라고 합니다. 동맥을 흐르는 혈액은 그 과잉분이 사구체로 들어갔을 때에 여과되어 극히 일부가 오줌이 되어 체외로 배설됩니다. 그러므로 오줌은 혈액의 산물이 틀림없습니다.

단, 신장에서 여과되어 요세관을 통해서 방광으로 가는 중에 여러 가지 영양물질이 흡수되어 혈액 안으로 돌아가기 때문에 최종적으로 배출되는 오줌은 혈액 성분과는 약간 차이가 있습니다. 혈액의 윗물인 혈청은 약알칼리성인데 오줌이 약산성을 띄고 있는 것은 그런 이유 때문입니다.

81. 오줌에는 어떤 성분이 포함되어 있나요?

질문에 답하기 전에 알아두어야 할 것은 오줌은 사람에 따라서, 앓는 병에 따라서 성분이 미묘하게 달라집니다. 시판되는 약과 다르게 오줌은 항상 성분이 균일한 것은 아닙니다. 따라서 요료법은 약과 같이 증상을 일시적으로 억제시키는 것이 아니라 인간이 본래 가지고 있는 자연치유력을 회복하게 함으로써 병을 낫게 합니다. 그러므로 오줌은 그 사람에게 가장 잘 듣는 혈청백신이라고 말할 수 있습니다.

오줌의 대표적인 성분은 요소, 크레아틴, 크레아티닌, 요산, 암모니아 등의 질소를 함유한 화합물입니다. 이들 성분에는 세균 활동을 억제하는 강한 항균 작용이 있는 것으로 알려져 있습니다. 또한 칼륨, 칼슘, 나트륨, 마그네슘, 인 등의 미네랄 류가 균형 있게 함유되어 있습니다. 오줌에 함유된 미네랄 류는 체내에서 흡수된 물질이 다시 나온 것이므로 흡수율이 다른 식품에 비해서 높기 때문에 아주 효과적입니다.

최근 과학기술지에 의하면 오줌에는 미량의 생리활성물질(병균, 몸의 이상에 대해서 인간의 세포가 만들어내는 유익한 분비물)이 함유되어 있다는 결과가 발표되고 있습니다. 그 대표적인 것이 뇌나 심장의 혈관이 막혀서 일어나는 뇌혈전이나 심근경색의 약에도 사용되고 있는 유로키나제(혈액 덩어리를 녹이는 물질)입니다.

그 외에 적혈구 생성을 촉진하는 에리스로포에틴(상처가 난 조직이나 세포를 수복, 재생하는 표피증식인자, 말초혈관을 확장시켜 혈압을 내리는 카리크레인에 여러 가지 암을 억제하는 항암물질) 등 말할 수 없이 많은 유효물질이 함유되어 있습니다.

82. 요료법은 어떤 병에 효과가 있나요?

오줌은 약해진 세포를 활성화시켜 생체의 자연치유력을 높이는 역할을 하기 때문에 뼈의 결손 등과 같은 장애 이외에는 어떤 병에도 효과가 있습니다. 예를 들면 류머티즘, 통풍, 암, 고혈압, 간장병, 당뇨병, 교원병, 대상포진, 어깨나 허리 통증, 치주염, 좌골신경통, 변비, 정력증강, 피로회복, 백발 등입니다.

영국의 자연요법 권위자인 암스트롱은 간장병, 담낭염, 피부병, 생리불순, 불임, 원인불명의 발열, 떨림, 경련, 마비, 뇌졸중, 류머티즘, 빈혈, 두통, 우울증, 히스테리, 갱년기 장애, 신경통, 관절염, 파행증(한쪽 발을 질질 끄는 보행 장애), 자궁내막염 등에 의한 대하증, 임포텐스, 영양실조 등 참으로 다양한 예를 보고하고 있습니다.

83. 요료법의 효과가 높은 사람, 낮은 사람이 따로 있나요?

개인차가 있기 때문에 같은 병이라도 다 다릅니다. 예를 들면 난치병이라는 류머티즘인 경우 3일 만에 효과를 본 사람도 있고 3개월에서 일 년 이상 걸렸다는 사람도 있습니다.

일반적으로 젊은이나 병의 진행이 초기 단계인 사람은 효과가 빠르게 나타납니다. 그러나 고령자나 말기인 경우에는 오랜 시간이 걸리는 경향이 있습니다. 또 뇌의 작용에도 중요한 요소가 있습니다. 암에 대해서 공포심이 있는 사람은 암으로 쓰러지는 경우가 많고 식중독에 필요 이상의 경계심을 갖는 사람은 식중독에 걸리기 쉽다고 말합니다. 공포심이나 경계심에 의해서 항암물질의 산출이 억제되거나 위액 분비가 중단되어 살균작용이 감퇴하기 때문이지요.

요료법의 경우도 같습니다. '이것을 마시면 낫는다' 고 생각하는 사람에게는 질병에 효과가 있는 면역물질(병에 대한 저항력을 발휘하는 물질)이 많이 생산되고, '이런 것으로 나을지 몰라' 하고 생각하는 사람은 면역물질을 만드는 역할이 억제됩니다.

84. 요료법이 듣지 않는 사람도 있나요?

요료법을 하는 사람 중에는 여러 가지 현대 의학 치료가 아무런 효과가 없어서 시작한 사람이 많습니다. 이와 같은 사람들은 화학약품을 너무 많이 사용함으로써 건강한 세포까지 손상된 경우가 많고 병에 대한 저항력도 약해져 있어서 효과가 나타나지 않을 수도 있습니다.

또한 말기로 수명이 다 되었을 때 요료법을 시작하면 생각했던 효과가 나타나지 않는 것은 당연한 일입니다. 요료법을 빨리 시작했다면 뼈의 결손 등이 아닌 병이라면 거의 100% 효과를 기대할 수 있습니다.

85. 오줌은 언제, 어떻게 마시는 게 좋을까요?

요료법은 자기의 오줌을 마시는 것이기 때문에 아주 간단합니다. 제일 좋은 것은 아침 첫 번째(일어나자마자 누는 오줌)의 중간 오줌을 마시는 것입니다. 중간 오줌이란 처음과 마지막에 나온 것을 뺀 오줌으로 배뇨 시에 처음 두세 스푼을 버리고(배뇨구, 즉 오줌 출구 부분의 불순물을 없애기 위해서), 그 후에 나오는 오줌을 컵에 80% 정도(150~160㎖) 받아서 그대로 마시는 것입니다. 단, 요료법을 할 때에 냄새 때문에 마실 수가 없다는 사람이 있습니다. 이런 경우에는 물로 희석하거나 얼음을 넣어서 마시는 것도 좋습니다. 오줌을 마실

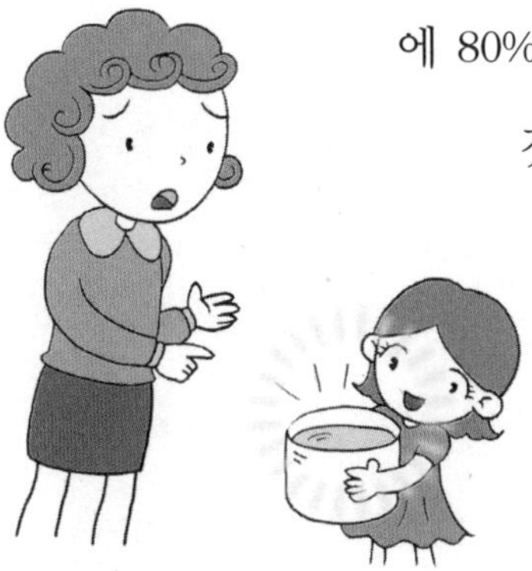

때는 코로 호흡하는 것을 삼가고 천천히 마시는 것이 좋습니다. 익숙해지면 오줌도 물 먹듯이 쉽게 마실 수 있습니다.

86. 양은 어느 정도가 좋으며 몇 번 정도 마시면 효과가 있나요?

조사 결과에 의하면 가장 많은 음뇨 양은 하루 200㎖로 전체의 48%입니다. 따라서 180㎖가 19%, 즉, 70%의 사람이 매일 한 컵 정도의 오줌을 마시고 있습니다. 그 외에 하루에 나오는 오줌의 전부를 마시는 사람이나 두세 컵, 술잔으로 한 잔 정도 마신다는 사람도 있지만 소수입니다. 따라서 매일 아침 규칙적으로 실행하여 병이 위중하지 않은 상태라면 하루에 50㎖ 정도면 체내 밸런스를 유지하는데 충분하다고 생각합니다.

87. 요독증은 오줌을 마셔서 생기는 것이 아닌가요?

'요독증'은 중증의 신장질환 말기에 나타나는 것으로 구토나 하혈, 의식장애를 일으켜 결국에는 경련, 혼수상태에 빠지는 중독증상입니다. 이것은 신기능 부전에 의하여 혈액조성 조절을 할 수 없게 되어 생기는 병입니다.

혈액이 신장에서 걸러져 오줌으로 배설함으로써 혈액성분을 조절하는데 신장기능이 제대로 작용하지 않아 밸런스가 깨져 혈액으로서의 역할을 할 수 없게 되는 것이 '요독증'의 원인이기 때문에 오줌을 마셔서 생기는 것은 아닙니다.

88. 오줌으로 만들어지는 약이 있나요?

일본의 제약회사가 중국이나 대만 등에서 건강한 사람의 오줌을 수입하여 아래와 같은 약을 제조하고 있습니다.

❶ 혈액용해제(뇌의 혈관이 막히는 뇌혈전 등의 병을 일으켰을 때 굳어진 혈액을 녹이는 약, 유로키나제)

❷ 혈액순환강화제(혈액의 순환을 잘 시키게 하는 약)

❸ 배란촉진제(난자의 배출을 촉진하는 약)

❹ 뇌하수체 호르몬제(뇌하수체에서 분비되는 성장호르몬제)

단, 오줌으로 약을 만들 수는 있어도 그 원료는 약제가 아니라 체내에서 나온 자연 물질임을 주지하세요.

89. 오줌에는 인터페론도 포함되어 있다고 들었는데 정말인가요?

암세포나 바이러스 증식을 억제하는 인터페론에는 동물 체내에서 만들어진 천연의 것과 유전자 조합의 기술을 응용해서 만드는 것 등 두 종류가 있습니다. 이중 천연 인터페론의 효과는 유전자 조합형보다 3배에서 5배 정도 강합니다. 이와 같이 마시는 인터페론은 아프리카의 케냐에서 실제 에이즈 치료에 사용되며 놀라운 효과를 발휘하고 있습니다.

마시는 인터페론은 앞서 말한 것과 같이 동물 체내에서 만듭니다. 물론 우리 인간도 동물이므로 체내에는 자연히 인터페론이 만들어지고 있습니다. 인체에서 만들어지는 오줌에도 미량의 인터페론이 나오기 때문에 오줌을 활용하지 않는 것은 정말 안타까운 일입니다.

90. 오줌은 점막이나 피부에도 흡수된다는데 사실인가요?

입에 국한되지 않고 코, 눈, 귀, 피부 등 외부에 나와 있는 점막 부위에는 점막상피세포가 있습니다. 이 점막상피세포는 외부와 접해 있기 때문에 항상 강력한 면역작용을 발휘하여 우리 몸을 병으로부터 지켜주고 있습니다. 오줌 성분이 이들을 자극하면 면역작용의 스위치가 작동되어 생리활성물질(체내에서 세포가 자극을 받으면 분비되는 물질)이 출동하여 본래 건강한 몸으로 돌아가려는 작용을 합니다.

최근 연구에 의하면 오줌에 있는 생리활성물질이 입이나 목안에 있는 악하선, 타액선, 편도선, 기타 임파선에 흡수되었을 때 그 효과가 몇 배나 높아진다고 합니다. 따라서 오줌을 입으로 마시거나 눈이나 귀에 넣거나 피부에 바르면 대부분의 병에 효과가 있습니다.

91. 입안에 머금고 있으면 효과가 높아진다고 하는데 왜 그런가요?

앞의 내용과 같이 입 주위의 점막상피세포나 악하선, 타액선, 편도선, 임파선 등에 오줌이 흡수되어 자극을 주면 아무래도 효과가 커진다고 할 수 있습니다. 오줌을 한 번에 마셔버리는 것보다 될 수 있는 대로 장시간 입안에 머금고 있는 편이 오줌의 유효성분이 침투하는 데 유용합니다.

92. 활발하게 장을 움직이는 효과가 있다는데 사실인가요?

오줌은 다양한 연구나 경험으로 봤을 때 유산균 등 장내에 살고 있는 선옥세균에는 극히 좋은 영양원이라는 것을 알 수 있습니다. 그것은 오줌 속에 정량의 질소화합물과 균형 잡힌 미네랄이 함유되어 있기 때문입니다. 대장 내에 유산균 등의 선옥세균이 증식하면 대변 양이 늘어나 변비가 해소됩니다. 또한 선옥세균에

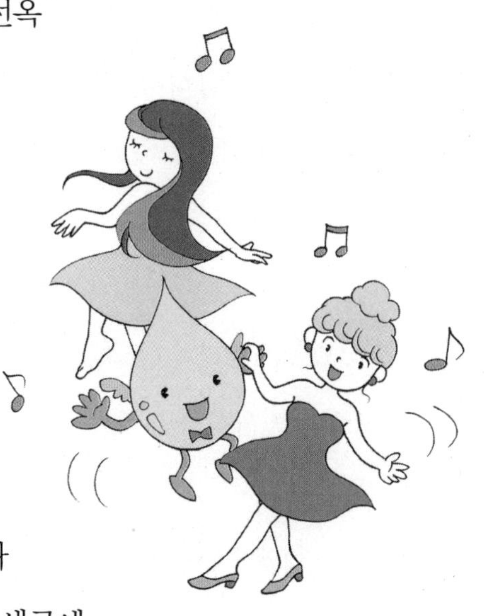

의해서 아미노산(단백질을 구성하는 성분), 지방산, 비타민 등의 유익한 물질이 만들어지므로 이것을 흡수해서 체내에서 재이용하도록 합니다.

93. 효과는 언제쯤 나타나나요?

우선 소까이 편집부에서 조사한 결과를 보면 요료법을 시작해서 어느 기간에 효과가 나타나느냐는 질문에 51%가 1개월에서 6개월 사이라고 대답하고 있습니다. 하루에서 20일 사이가 27%, 일주일에서 4주간이 14%라고 합니다. 이런 수치도 병이 어느 정도 진행된 후부터 요료법을 시작했는지와는 별개의 문제입니다. 요료법의 효과가 병의 진행 정도와 밀접하게 연관되어 있는 것은 당연합니다. 더구나 약에 중독된 후에는 효과가 더 늦게 나타나기 마련입니다. 따라서 요료법은 조금 더 건강할 때, 조금 더 젊을 때 시작하는 게 좋습니다.

94. 요료법 효과가 나타나면 몸에는 어떤 변화가 있나요?

요료법을 시작하면 대부분의 경우 곧바로 다음과 같은 변화가 나타납니다.

첫째, 혈액순환이 잘된다.

둘째, 혈색이 좋아진다.

셋째, 수족 냉증이 해소된다.

넷째, 변통이 좋아진다.

다섯째, 손이나 피부가 고와진다.

여섯째, 손톱이나 머리카락이 잘 자란다.

이러한 변화가 일어난 후, 일정 기간 호전반응이 나타날 수 있습니다. 특히, 류머티즘, 통풍 등에 많이 나타납니다. 호전반응에 대해서는 다음 질문에서 상세히 말하겠습니다.

95. 요료법의 호전반응은 어떤가요?

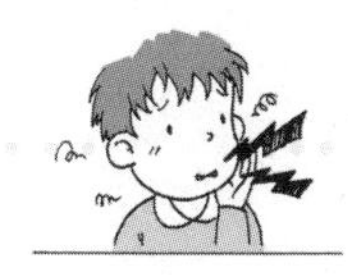
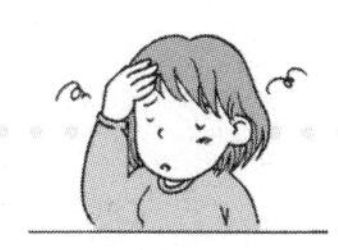
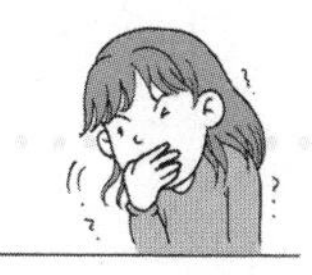
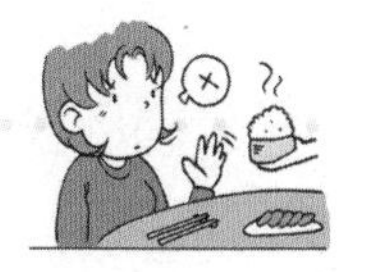

호전반응이란 오줌을 마시면서 증상이 일시적으로 악화되는 것 같은 상태를 말합니다. 오줌이 체내에 들어가면 요산을 포함해서 오줌 성분이 여러 부분으로 흡수되어 침투합니다. 그러면 세포가 활발히 활동을 시작하기 때문에 체내 여러 부분에 반응이 일어납니다. 이때, 호전반응이 발생하지만 이것을 극복함으로써 효과가 나타나게 됩니다. 따라서 일시적인 증상을 보고 악화됐다며 성급하게 요료법을 중단하지 않는 게 중요합니다. 요료법을 계속하면 이 증상은 자연히 사라집니다.

호전반응에는 습진, 뾰루지, 설사, 미열, 환부 통증의 증감, 이나 잇몸 통증, 타액 증가, 귀울림, 피로감 등이 대표적입니다. 이외에도 눈이 실룩거리고 근육경련을 일으키거나 잠이 많이 오고, 머리 회전과 언어가 둔해지는 경우가 있습니다. 그러나 호전반응은 모든 사람에게 나타나는 것이 아니라 질병에 따라 다르게 나타납니다.

96. 호전반응 기간은 얼마나 되나요?

호전반응이 나타나는 시기가 불규칙한 것처럼 계속되는 기간도 일정치 않습니다. 보통은 3일에서 일주일 정도로 끝나는 사람이 많으나 때로는 1개월에서 1개월 반, 또는 그 이상 계속되는 사람도 있습니다. 호전반응 기간 중 신경 통증이 증가하거나 전신 피부병과 같은 증상이 나타나는 등 여러 가지 증상을 경험하는 사람도 있습니다.

호전반응이 장기간 계속되면 대부분 요료법을 단념하고 맙니다. 이것은 병이 낫는 징조이므로 되도록 중단하지 말고 끝까지 계속하기 바랍니다.

97. 어떤 사람이 요료법을 하나요?

통계에 의하면 남성이 56%, 여성이 44%로 남성이 더 많은 것을 알 수 있습니다. 요료법을 실행하는 사람들의 연령을 보면 60대가 전체의 37%로 가장 많고, 70대가 26%, 50대가 17%, 40대가 13%, 80대가 4%이며, 60대를 정점으로 40대에서 80대의 중노년층이 대부분을 차지하고 있습니다. 그래서 평균 연령은 62.3세가 됩니다.

98. 어린아이가 해도 아무런 해가 없나요?

없습니다. 왜냐하면 누구나 태아였을 때 양수속에서 자기의 오줌을 마시며 살았기 때문입니다. 아이가 간질이나 아토피성 피부염 등으로 괴로워하면 꼭 요료법을 시키세요. 가능하면 자기 오줌을 마시는 게 좋으나 아이가 어려서 오줌을 채취하기 힘들 경우에는 엄마의 오줌도 상관없습니다. 이 경우에는 1~2 스푼 매일 마시게 하면 좋습니다.

아이가 싫어해서 마시지 않을 경우에는 물로 희석하거나 주스나 우유에 섞어 마시게 해도 상관없습니다. 또한 요료법은 임산부가 시행해도 문제가 없습니다.

99. 오줌 중의 유효성분은 장에 흡수되어도 유효성을 잃지 않나요?

오줌은 다른 음식물과 마찬가지로 소화관을 통과하는 동안에 몸에 필요한 성분이 흡수됩니다. 예를 들면 생리활성물질과 같은 미량의 유효성분은 입안의 점막 등에서 우선 흡수되며 그렇지 않은 성분도 대장까지 이르러 장내세균의 영양원이 되어 변비 해소에 도움을 주거나 선옥균에 의한 아미노산이나 비타민 등이 만들어지기 때문에 유효성을 잃지 않습니다.

100. 효과나 메커니즘은 과학적으로 증명되어 있나요?

오줌을 마시는 것으로 증세가 좋아지는 것은 과학현상이 아니라 생명현상에 가깝습니다. 따라서 요료법으로 병을 고치는 메커니즘은 명확하게 밝혀지지 않았습니다. 여러 가지 식품도 체내에서 혈액으로 변하는데 혈액으로 변하는 메커니즘이 명확하지 않습니다. 마찬가지로 생명체에 대한 오줌의 영향도 분명하지 않지만 오줌을 마시면 병이 낫는 것은 확실합니다.

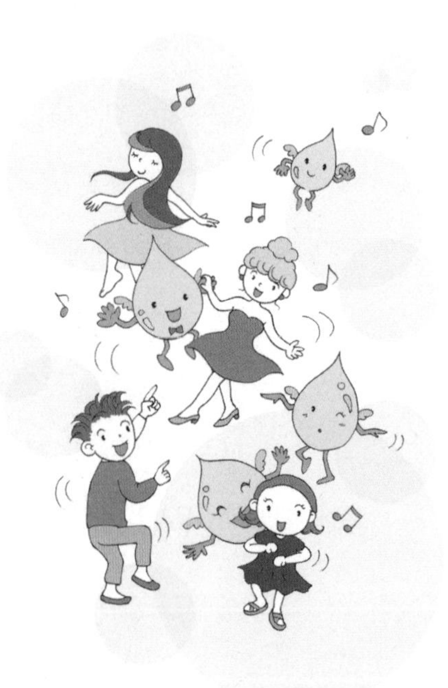

후기

서울대학교 보건대학원에 재학 중일 때 무의촌 환자들을 위하여 의사 · 간호사들과 한 팀이 되어 봉사활동을 한 적이 있었습니다. 시골의 노인들은 여러 가지 병에 시달리지만 의료시설이 좋지 않거나 돈이 없어서 의사를 만날 수 없다는 사실에 너무나 가슴이 아팠습니다. 이런 분들을 위하여 뭔가 도움이 되고 싶었습니다.

그러던 중 모 월간지 '건강 코너'를 담당하게 되어 매월 건강기사를 쓰게 되었습니다. 그때 일본의 건강잡지 『소까이』에서 요료법 기사를 읽고 '이것이야말로 돈 들이지 않고 누구나 쉽게 할 수 있는 건강요법'이라는 확신이 들어서 국내 최초로 요료법을 소개하게 되었습니다.

1991년에는 직접 일본으로 가서 요료법 관련 책을 쓴 저자들을 만나 궁금증을 토의했고, 미국 마이애미에 있는 '생명수 연구소' 의 베아트리체 바넷 박사를 만나고 미국 회원들과 대화도 나누었습니다. 해외에서 활발하게 움직이는 요료법 모임들을 접한 후 국내에 소개할 목적으로 설립한 'MCL건강연구회' 는 1993년에 나까오 선생을 모시고 서울 성동구민회관에서 요료법 강연회를 개최하는 등 다양한 활동과 모임을 이어오고 있습니다.

나까오 선생의 『기적을 일으키는 요료법』을 국내에 보급하고, 1998년 『오줌을 마시자』 출판 이후 지금까지 이렇다 할 요료법 책이 출판되지 않았습니다. 요료법을 행하는 여러분들께 궁금증 해소와 용기를 불어넣고, 이를 반대하는 보건의료계의 잘못된 인식을 바로잡으며, 아울러 좋은 건강법을 한 사람이라도 더 실천하게 해서 개인은 물론 국가적으로도 보건의료비를 절감하여 건강하고 윤택한 생활을 할 수 있으면… 하는 바람으로 이 책을 쓰게 되었습니다.

일반사람들은 요료법을 접하면 일단 혐오감을 가지며, 과학적인 검증을 따져 회피하려고 합니다. 건강강의로 유명했던 의사와 한 식품학자는 단기간의 요료법은 '플라시보 효과' 이며 장기간 지속하면 곤란하다고 말했습니다. 그러나 이점에 대해서 저자는 30년 동안 하루도 거르지 않고 오줌을 마심으로써 옛날에 앓던 기관지염, 비염, 무릎관절염 등을 완치하고 건강을 유지하고 있다는 사실로 아무런 해가 없음을 증명할 수 있습니다.

저는 60대에 접어들면서 아침에 가뿐히 일어날 수가 없었고, 손발이 저려서 한참 주물러야 했습니다. 손발 또한 차가웠습니다. 감기가 들면 기침이 한 달 이상 지속되고, 비염으로 괴로웠습니다. 그러나 요료법을 시작하고 몇 번의 호전반응을 거치면서 이 같은 증상이 하나씩 사라져 60대 중반부터 지금까지 건강하게 지냅니다. 요료법이 아니라면 지금의 건강을 유지할 수 있었을까요? 모두 요료법 덕택이라고 생각합니다.

이 책은 여러분들이 신뢰하는 의사들이 직접 체험한 요료법입니다. 따라서 과학적 검증의 한 예라고 생각하고 요료법을 실천한다면 건강을 되찾아 행복한 나날을 영위하리라 믿습니다. 건강하다고 생각되는 사람은 예방의학적 차원에서, 병을 앓고 있는 사람은 치료 차원에서 요료법을 하십시오.

요료법은 면역력을 높여주고 자연치유력을 향상시키는 요법입니다. 각종 전염병, 알 수 없는 바이러스에 의한 질병, 천재지변으로 생기는 다양한 질병에 감염되지 않는 예방법은 스스로의 면역력을 높이는 방법뿐입니다. 이 책을 통해 더 많은 사람들이 요료법을 실천하여 건강과 행복한 삶을 영위하시기를 기원합니다.

부록

오줌의 성분 분석표

유기성분(30~40g)	
총 질소	16.8g
요소	14.7g
요산	0.18g
암모니아질소	0.49g
크레아티닌	0.58g
마뇨산	0.6g
인디칸	0.005~0.002g
유로크롬	0.4~0.7g

유기산	
아세트산	3~15mg
회산	0.8mg
구연산	0.3~0.9mg
구르크론산	3.0~20.0mg
수산	1.5~30mg
피루삔산	15~30mg
유산	3.0mg
산화촌산	79.5mg

무기성분(20~25g)	
나트륨	6~8.4g
염소	11.1~18.2g
칼륨	1.8~2g
칼슘	240~320mg
마그네슘	2.9~6.39m mol
철	60~100ug
구리	250ug
아연	451±164ug
일산화탄소	0.21mg
세레니움	0.5mg
케이산	0.13mg

아미노산(단위; ug/mg)	
아스파라긴산	3.4
아라닌	12.8
알기닌	1.7
그리신	65.9
구루타민	49.3
시스틴	8.3
세린	26.7
타우린	59.2
타로린	12.8
트리프토판	11.1
파린	3.8

비타민	
비타민 B_1	4.17±190ug
비타민 B_2	30.7ug
비타민 B_6	195ug
비타민 B_{12}	0.44mg
엽산	2.0~6ug
카르틴	57.7±9.6mg
아스코르빈산	0.57~6.5mg
니코틴산	3.8mg
판토테인산	45ug
코린	79ug

핵산 관련 물질	
아란토인	0.17mg/kg
퓨린염기	0.2~1.0mg/kg
구아니딘초산	0.2~0.5mg/kg
7-메칠구아닌	0.09mg/kg

당질 배출량	
포도당	30~130mg
후락토즈	0.26±0.16mg/kg
락토즈	23~84mg
갈락토스	48~50mg
아라비노즈	18~38mg
펜토즈	70mg

그 외의 성분	
인도루 3초산	5~18mg
세로토닌	130~260meq
히스타민	0.2~1μg
D-구루카루산	39±17.9umol
CAMP	3.61±0.19umol
에리즈로포애린	2.8~4.0단위
2-페닐에칠아민	886±84μg
P-타라민	83±260μg
푸로스타그란딘E1	
카리크렌인	

출처; 생화학 핸드북

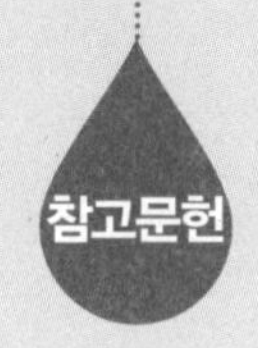

· 醫者がすすめる尿療法, 醫學博士 佐野鎌太郎, 德間書店.

· 尿療法; 驚くべきこの效果, 醫學博士 MCL研究所所長 中尾良一, 作家・文芸家クラブ理事, 小室山かよ子.

· 尿療法の不思議; 飲んだ！ガンが治った!, 佐野外科醫院長・醫學博士 佐野鎌太郎, メタモル出版.

· The water of Life; A Treatise on Urine Therapy, J. W. Armstrong, Health Science Press.

· Second World Conference on Urine Therapy, Zeite Weltkonferenz über Urintherapie, 1999.

· アマロリーフランス版尿療法のすすめ, ドクタ?・ソレイユ 著, 伊藤桂子 譯, 論創社.

· 壯快(月刊誌) 日本講談社發行 1989~2004年までを參照.

· 기적을 일으키는 요요법, 한국 MCL회보 모음집 1, 2, 3권.

· 오줌을 마시자, 강국희, 김정희 공저, 느티나무.

· 의사가 권하는 요료법, 이영미 지음, 산수야.

· 요료법의 기적, 김소림 엮음, 산수야.